이명과 난청 리셋법

1만 명의 귀에 생긴 문제를 해결한
의사가 가르쳐준다

이명과
난청 리셋법

기무라 시노부 지음
이은정 이주관 옮김

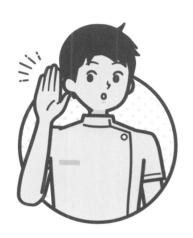

청홍

이 책은 귀의 고민을 해결·개선을 위한 한 권의 책입니다.

- '이명(耳鳴)'이 자주 있다
- 잘 들리지 않는다
- '난청(難聽)' 진단을 받았다

이런 분들은 꼭 읽으시길 바랍니다.

또한

- 이어폰을 자주 사용한다
- 업무상 큰 소리에 둘러싸인 환경에
  노출되어 있다

이런 분께도 꼭 권해 드리고 싶은 책입니다.

지금까지 약 1만 명의 귀를 개선해 온 방법을 소개하겠습니다.

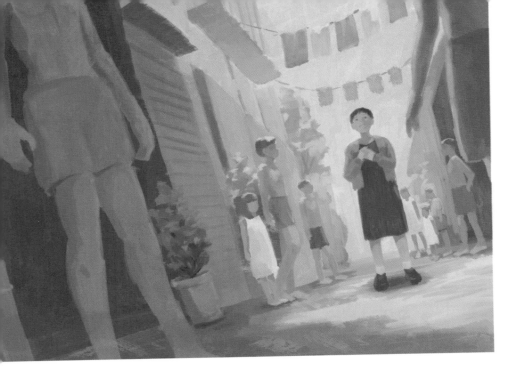

뜬금없지만, 이 일러스트가 무엇을 의미하는지 아시겠습니까?

이것은 점점 귀가
들리지 않게 된 사람의 세계입니다.
들리지 않게 되면
익숙한 생활 환경에 있어서도,
외톨이로
살아가는 듯한 고독감에 빠집니다.

귀는 20대부터 기능이 쇠퇴하기 시작합니다.

**이명이 서서히 진행되다가
50대에 '잘 들리지 않는다'고
자각하는 사람이 급증합니다.
75세 이상의 절반이
난청으로 고민합니다.**

그런데 사람들 대부분이
"그렇게 곤란하지는 않다"
"어차피 병원에 가도 좋아지지 않는다"
"보청기 사용하면 되지"
그렇게, 그냥 내버려 둡니다.

방치하면 안 됩니다.
낫지 않을 거라고
포기해서도 안 됩니다.
인내심을 발휘하면 안 됩니다.

이명도 난청도
개선할 수 있습니다!

이 책에서 소개하는 방법을 실천하면

충분히 가능성이 있습니다.

그리고 귀의 기능 쇠퇴도 멈추게 할 수 있습니다.

실제로 60대, 70대, 80대의 난청 세대도

40대, 50대의 예비군도

90대인 필자의 어머니도

다들(*) 이 책의 리셋법으로 잘 들리게 되었습니다.

* 저희 병원에 통원하는 환자 중 약 1만 명을 대상으로 검증 완료.

필자는 참 이상했습니다——.

우리는 치아 관리를 위해 매일 이빨을 닦습니다.

여성은 피부 노화를 막기 위해 열심히 스킨케어를 합니다.

그런데 귀에 대해서는 참 무심합니다. 왜일까요?

먼저 귀의 노화는 귀의 문제만이 아니라는 점을 말해두겠습니다.

다음은

가벼운 난청이 있는 분이

느끼는 세상입니다.

"이 사람의 말이 선명하게 들리지 않는다"

"이 가게는 시끄러워서,

대화를 제대로 할 수 없다"

"이 스마트폰,

최근에 소리가 잘 안 들린다"

등등이라고 느끼는 적은

없습니까?

그것은 상대방이나 스마트폰 때문이 아니라,

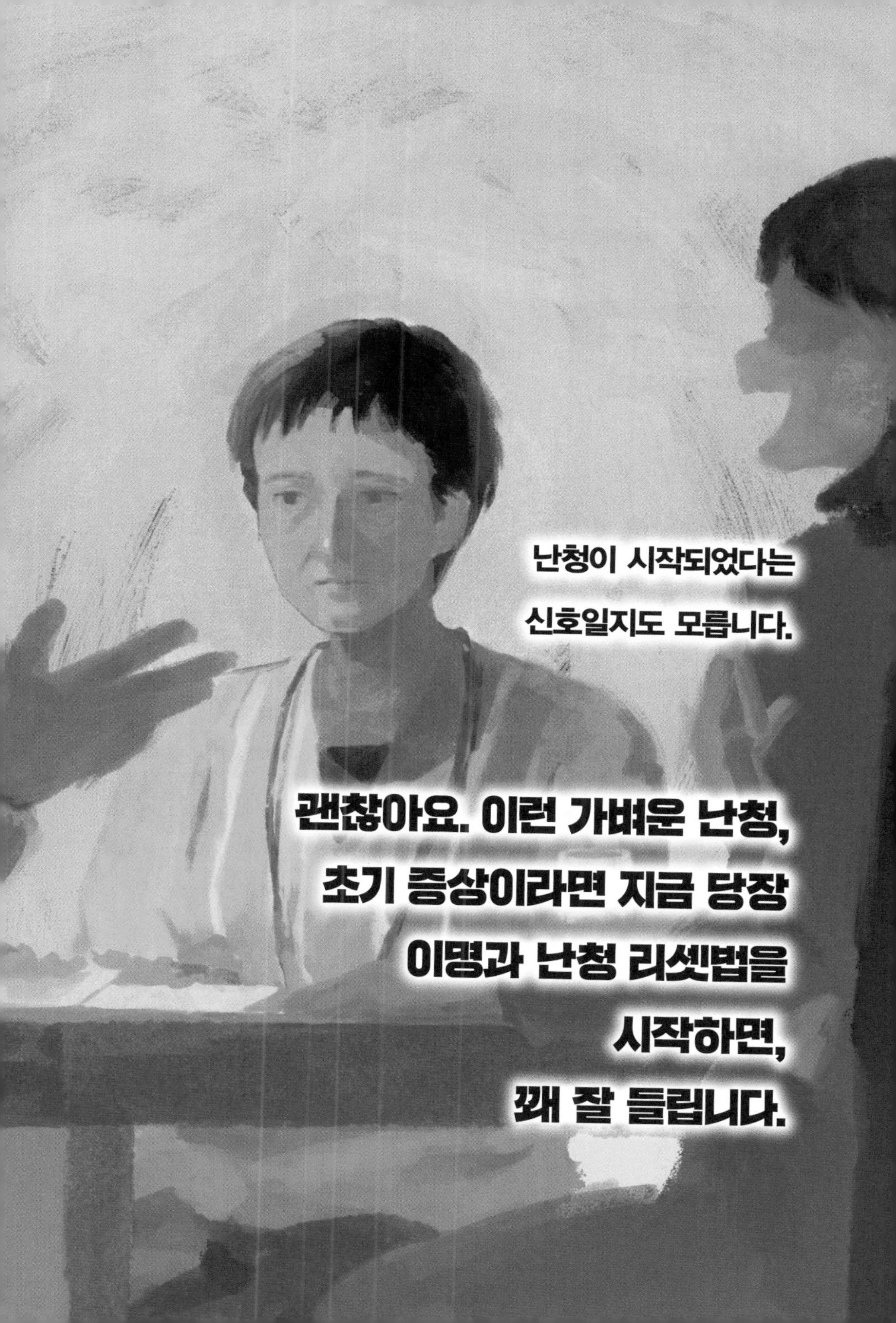
난청이 시작되었다는
신호일지도 모릅니다.
괜찮아요. 이런 가벼운 난청,
초기 증상이라면 지금 당장
이명과 난청 리셋법을
시작하면,
꽤 잘 들립니다.

다시 한번,
난청이 진행되기 시작한
사람들의 세계를
봅시다.

당신이
인정하기도 전에
난청은 확실히 진행됩니다.
차츰차츰 '상대가 무엇을
말하는지 모르겠다'
라고 할 때가 늘어납니다.

외국도 아닌데
알아듣지 못하는 외국어가 난무하는 환경 속에서
고군분투하는 듯한 느낌입니다.

조금 진전된 난청이라도,
이명과 난청 리셋법을
시작하면
상당히 회복되는 것입니다.

그리고, 이것은

거의

들리지 않게 된 사람의 세계입니다.

'들리지 않는다'라고 하는 것은

사람들과 소통이 안 된다는 거죠.

애들이랑 있어도,
혼자 외딴섬으로 떠내려간 듯한 느낌입니다.
작은 새들의 지저귐과 초록을 흔드는 바람 소리에
치유되는 일도 없어집니다.
외부의 자극이 없어지면 뇌는 순식간에 쇠약해져요.
귀의 문제는 우울증의 증상이나 치매와
직결이 되어 있는 것입니다.

포기해서는 안 됩니다.
이명과 난청 리셋법으로,
난청의 진행을 막을 수 있습니다.

이것은 완전히
들리지 않게 된 사람의 세계입니다.

자전거 벨도,

자동차 경적도 들리지 않습니다.

집에 있으면 안전할까요?

냄비가 보글보글 끓는 소리도,

프라이팬의 기름이

튀는 소리도 들리지 않고,

화상이나 화재가 발생할 가능성이 있습니다.

안전해야 할 매일의 일상이,

늘 위험이 공존하며 호시탐탐 때를 노리게 됩니다.

내버려두면,
아무것도 변하지 않아요.
평생 그대로입니다.
그렇지만,
이명과 난청
리셋법을 시작하면
개선할 수 있는 부분도 있습니다.
10년, 20년 후에도 안심하고
쾌적하게 지낼 수 있도록 함께 시작합시다.

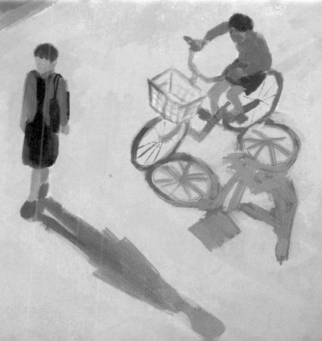

이렇게

'잘 들리지 않는다'

'들리지 않는다'라는

단지 그뿐인 일이

쾌적하고, 안전하고,

즐거워야 할

일상생활을

빼앗아 버립니다.

자신감이 사라지고

나다움을 잃어

이윽고

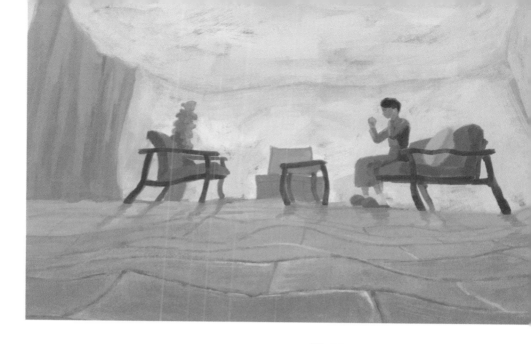

우울증을 초래해서
치매의
원인으로 발전합니다.

열심히 살아온 결과가
이런 일상이라니……

**귀 때문에 여러분의 일상이
무너지는 걸 원치는 않을 겁니다!**

평균 수명은 남성이 81.5세, 여성이 87.9세입니다.
하지만 필자는 이렇게 믿고 있고 실천하고 있습니다.
"나와 인연을 맺은 분은 100세 이상 장수한다"
그냥 목숨만 부지하는 것이 아니라 나답게 사는
'**자신의 수명**'을 늘리는 것을 지향합니다.

누군가와 대화하고, 다양한 사람과 관계를 맺고,
소통을 하기에 인생은 풍요롭습니다.
들리는 방법을 개선하는 것은 나답게 즐겁게 사는
'**자신의 수명**'을 늘리는 일입니다.

"하지만 다른 병원에서는 이명도 난청도 낫지 않는다던데……"

'낫지 않는다'는 말에는
약간 설명이 필요합니다.
분명 나이를 먹어서 생긴 난청은
100% 원래 상태로 돌아오지는 않습니다.
얼굴의 주름이 완전히 없어지지 않는 것과
같은 이치입니다.
하지만 주름이 있어도 멋지게 보이는 방법은
많이 있습니다.
마찬가지로 '어쩔 수 없는 일'과
'개선할 수 있는 것'을 확실히 구분해
'개선할 수 있는 것'에 힘을 쏟는다면
청력은 30%, 50%, 70% 향상됩니다.

자막이 없으면
드라마를 볼 수 없게 된
62세 여성

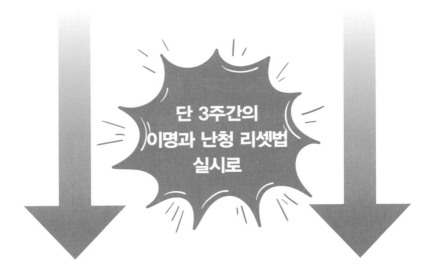

단 3주간의
이명과 난청 리셋법
실시로

자막 없이 드라마를
볼 수 있게 되었습니다.

TV 볼륨의 숫자가 36→28로 줄어들었습니다.
치매 예방을 위해 자막은 켜 놓지만,
가족과 함께 TV를 볼 수 있을 정도로
볼륨 크기가 줄어들었습니다.

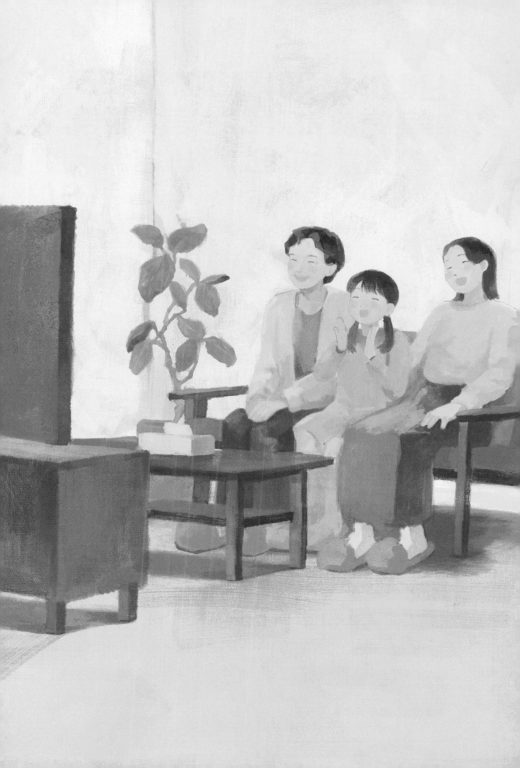

난청이 심하여 외래에 와서도 말을 전혀 하지 않는 등 우울증 증세를 보이던 77세 남성

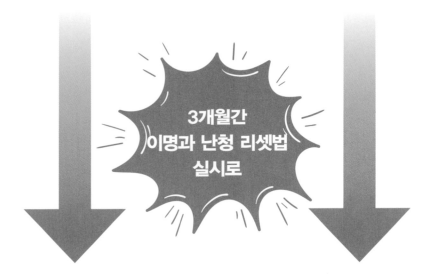

3개월간
이명과 난청 리셋법
실시로

웃는 얼굴로 말을 걸어오게 되었습니다

들리는 것이 개선된다는 것을
몸으로 알게 되고 나서는
의욕을 보이며 즐겁게 셀프 케어를
계속하고 있습니다.

젊었을 때부터 이명이 심하고 난청이 진행 중이던 50세 여성

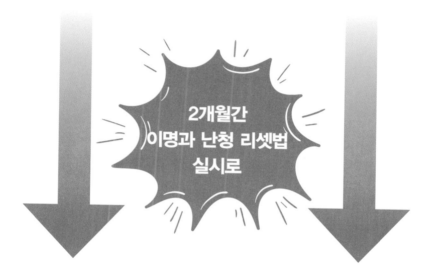

2개월간
이명과 난청 리셋법
실시로

이명이 거의 사라졌습니다!

청력도 대폭 개선되었습니다.
"앞으로도 너무 좋아하는 일을
맘 놓고 계속할 수 있게 되었다"며
기뻐했습니다.

귀가 멀어진 분은 읽으세요

필자는 '밥보다 귀를 좋아하는' 이비인후과 의사입니다. 난청 유전자, 유전자 분석 연구의 스페셜리스트로 일본 후생성(현재 후생노동성)의 난청 유전자 연구원이었으며, 미국의 대학병원에서도 근무했습니다. 또 밴드의 보컬로도 활동하고 있습니다. 즉 '귀와 소리의 전문가'입니다.

이 책은 20년 이상 진료 경험을 축적해 약 1만 명의 귀를 개선해 온 필자가 제안하는 간단하면서도 효과적인 '귀의 취급설명서'이자 '이명과 난청을 개선하는 책'입니다.

'이명으로 힘들다' '귀가 멀어진 것 같다' '사람 말이 잘 들리지 않는다' 등의 증상을 보이는 분은 꼭 읽으세요. 여러분의 이명과 난청은 틀림없이 개선될 것입니다.

이어폰을 자주 착용하는 분이
지금 알아 뒀으면
하는 것이 있습니다

"아직 젊어서 잘 모르겠다"

"잘 안 들리게 되면 그때 생각할래요"

"앞으로 보청기 성능이 더 좋아질 거잖아요"

이렇게 생각하는 분도 난청이 오기 전에 꼭 이 리셋법을 실천하세요. 누구든 나이를 먹으면 반드시 귀도 노화합니다. 실험적으로 귀마개를 하고 1시간 정도 생활해 보세요. 귀가 잘 안 들렸을 때의 불편함이나 불쾌감을 조금이나마 알 수 있을 겁니다. 그것이 미래에 겪을 여러분의 생활입니다.

그래도 귀가 멀어지기 전에 이 리셋법을 시작하면 난청이 시작되는 시기를 늦추고 시작되었다고 해도 진행 속도를 늦출 수 있습니다.

특히 지금 귀를 혹사시키고 있는 분은 꼭 하세요. '귀를 혹사시키고 있다'는 자각이 없을 수도 있지만, 리모트 회의에 참여하기 위해 또는 음악을 듣기 위해 이어폰을 장시간 장착하고 있는 분은 귀가 늘 피곤한 상태입니다. **이른 시기에 이명이나 난청이 진행될 가능성이 큽니다.**

'보청기를 사용하면 된다'고 가볍게 생각해서는 안 됩니다. 필자는 의사로서 도저히 들리지 않는다면 보청기 사용을 권하는 편이지만 가능하면 사용하지 않는 편이 좋다고 생각합니다.

보청기는 편리하지만 불쾌한 경우도 많습니다. 뮤지션이 장착하고 있는 '이어 모니터'라는 것은 보청기에 가깝습니다. 이것에 대해 마이클 잭슨은 영화 〈마이클 잭슨의 디스 이즈 잇(Michael Jackson's This Is It)〉에서 "이어 모니터 때문에 귀를 주먹으로 막고 있는 것 같다"라고 말했습니다.

모니터나 보청기를 사용하면 소리가 '들어온다'기 보다도 소리를 '처넣고 있다'는 압박감을 느낍니다. 필요한 높이의 소리를 필요한 만큼 넣는 편리한 기능이 있지만, 들려오는 소리는 억양이 없고 평탄합니다. 그런 소리가 귀에 처박히므로 압박감이나 불편함을 느끼고 자연스럽게 들리지 않습니다. 마치 건강한 눈을 가진 사람이 난시 안경을 쓴 것과 같은 감각입니다. 가능하면 사용하지 않고 지내는 편이 좋을 것 같다는 생각이 들지 않습니까?

귀가 나빠지기 전에 꼭 리셋법을 실천해 보세요. 훗날 틀림없이 해서 다행이었다고 생각하게 될 것입니다.

만약 이것을 읽고 '귀가 나빠진 할머니에게 알려주자'고 생각했다면 꼭 함께해 주세요. 가족 체조라고 생각하고 **함께하면 젊은 사람에게는 난청 예방에, 고령인 분께는 진행 지연 효과가 있습니다.** 어린아이가 해도 나쁠 게 없습니다.

특히 **어린아이는 리셋법에서 소개하는 '아오아오 발성법'이나 '하품귀 공기빼기법'이 아주 중요**합니다. 어린아이는 편도선이나 인두편도가 크므로 물리적으로 이관 협착증(耳管狹窄症)(221쪽)이라고 부르는 상태에 있습니다. 대부분은 중학교 2학년 정도가 되면 편도선이나 인두편도는 작아져서 이런 증상이 사라집니다. 그때까지 코가 안 좋은 아이는 물이 고이기 쉬우므로 삼출성 중이염(滲出性中耳炎)에 걸리기 쉽습니다. 이는 공부나 동아리 활동, 소통에도 영향을 미치므로 아이들도 꼭 이 리셋법을 실천했으면 하는 바람입니다.

이 책에서는 임상 데이터를 기초로 필자가 독자적으로 구축한 지금까지 알려지지 않았던 이명과 난청 리셋법을 소개합니다. 아주 간단한 케어로 이명과 난청을 예방 및 개선할 수 있습니다. 이 책을 읽고 실천한 분은 틀림없이 효과를 느끼실 겁니다. 부디 여러 분의 즐거운 인생을 포기하지 마세요.

귀가 들리지 않은 인생은 심심합니다……
귀가 건강하면 인생이 즐거워집니다.
오늘부터 이명과 난청 리셋법을 시작합시다!

((제1장))
1일 1분으로 효과를 실감
실천! 이명과 난청 리셋법

((제 2 장))
개선된 사람 1만 명!
이명과 난청 리셋법으로
이렇게 좋아졌다

((제 3 장))
귀가 좋지 않은 것을 방치함으로써
즐거운 인생을 포기하는 것은 아깝다

((《 제4장 》))
이명과 난청 리셋법의 효과를
상승시키는 방법

((제 5 장))
이명과 난청의 고민은
왜 나이와 비례해서 커지는가

(《 **제 6 장** 》)
평생 '건강한 귀'를 위해
반드시 해야 하는 것

((제**1**장))

1일 1분으로 효과를 실감
실천! 이명과 난청 리셋법

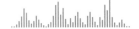

건강하지 않은 귀를
이명과 난청 리셋법으로
개선한다

여러분의 '귀'는 노화로부터 안녕하십니까?

난청일지도 모른다.

이명이 심하다.

병원에 다녀도 좋아질 기미가 보이지 않는다.

일상생활에 지장을 줄 정도는 아니지만, 잘 들리지 않아서 걱정이다.

이 책의 독자 중 대부분은 이러한 불안을 느끼고 있을 겁니다.

이런 증상은 **모두 '귀의 노화'에서 비롯됩니다. 의학적으로는 노인성 난청**이라고 합니다.

나이가 들면서 잘 들리지 않게 되는 노인성 난청은 어느 날 갑자기 좋아지지 않습니다. 대신 서서히 진행합니다.

물론 '노화' 현상이므로 사람에 따라 진행 정도나 상태가 다릅니다.

그러면 여러분의 귀는 안녕하십니까? 아래의 체크리스트로 확인해 보겠습니다.

☐ 상대방에게 무슨 말을 했는지 되물어 보는 빈도가 늘었다.

☐ 주위 사람들에게 목소리가 커졌다는 말을 듣는다.

☐ 1일 3시간 이상 연속해서 TV로 드라마 등을 보고 있다.

☐ 공사 현장, 음악을 크게 틀어 놓는 술집, 라이브 하우스 등에서 일하고 있다.

☐ 업무 때 인이어(in-ear) 무전기 등을 자주 사용하고 있다(사용했었다).

☐ 이어폰이나 헤드셋을 1일 2시간 이상 연속해서 사용하고 있다.

☐ 친척 중에 난청인 사람이 있다.

☐ 건강검진 때 생활습관병을 주의하라는 말을 들은 적이 있다.

☐ 담배를 오랫동안 피우고 있다.

☐ 주 3회 이상 술을 마신다.

☐ 단것을 매우 좋아해서 매일 먹는다.

☐ 스트레스를 자주 받는다.

어떻습니까?

'TV로 드라마를 본다' '담배를 피운다' '단것을 좋아한다' 등 난청이나 이명과는 관련이 없을 것 같은 항목이 들어 있어서 의외라고 생각하는 사람도 있을 것입니다.

하지만 전부 귀의 노화 진행에 영향을 미치는 요인입니다.

가령 술을 많이 마시거나 단것을 너무 많이 먹는 사람은 혈류가 악화되기 쉽습니다. 귀 주변의 혈류 악화는 귀 노화를 불러오는 큰 요인 중 하나입니다.

이러한 생활 습관이 장기간 지속되면, 틀림없이 귀의 노화가 진행됩니다.

따라서 **만약 체크한 항목이 하나라도 있다면 머지않아 '이명'이나 '난청'으로 고생하게 될 가능성이 크다**고 말할 수 있습니다.

이쯤에서 여러분에게 꼭 알려드리고 싶은 아주 중요한 사항이 있습니다.

'귀의 노화'는 자력으로 늦출 수 있다는 것입니다.

그 방법이 바로 이 책에서 소개하는 '이명과 난청 리셋법'입니다.

실제로 이 방법으로 이명 또는 난청이 개선된 사례를 소개하겠습니다.

이명과 난청 리셋법으로
이렇게 달라졌다!

말소리가 들리지 않아 사람과 만나는 것이 괴로워진 78세 여성

2개월간 이명과 난청 리셋법을 실시한 결과 **예전처럼 밝고 사교적으로 변했다.**

이명이 심해져서 수면 부족에 몸 상태까지 안 좋아진 58세 여성

3주간 이명과 난청 리셋법을 실시한 결과 **이명이 개선되어 지금은 건강하게 잘 지내고 있다.**

잘 들리지 않아 치매라고 오해받는 게 싫어서 집밖으로 나가지 않게 된 71세 여성

2개월간 이명과 난청 리셋법을 실시한 결과 **친구들과 노래방에 함께 갈 정도로 좋아졌다.**

부부가 모두 귀가 멀어져서 부부 사이가 안 좋아지고 외출도 하지 않게 된 71세 여성

3개월간 이명과 난청 리셋법을 실시한 결과 **부부 모두 난청이 개선되어 가정에 평화가 돌아왔다.**

난청이 심해 외래에 와서도 말을 전혀 하지 않는 등 우울증 증세를 보이던 77세 남성

3개월간 이명과 난청 리셋법을 실시한 결과 **병원에 와서 이야기를 많이 하게 되었다.**

귀가 꽉 막힌 느낌이 심하고 이명도 있는 데다 수면 부족까지 겹쳐 업무에 집중할 수 없는 56세 남성

3주간 이명과 난청 리셋법을 실시한 결과 **이명이 개선되어 인간관계도 업무도 순조롭게 풀리게 되었다.**

난청으로 가족과 소원해지고 방문 판매 사기까지 당한 82세 여성

2개월간 이명과 난청 리셋법을 실시한 결과 **가족과 뭐든지 이야기할 정도로 관계가 개선되었다.**

난청으로 힘들어하던 42세 여성 뮤지션

3개월간 이명과 난청 리셋법을 실시한 결과 **난청이 거의 개선되어 뮤지션으로 복귀할 수 있게 되었다.**

오랫동안 공사 현장에서 일해서 난청이 된 83세 남성

4개월간 이명과 난청 리셋법을 실시한 결과 **일상생활에 지장이 없을 정도까지 회복되었다.**

'전음성 난청'은 쉽게 개선된다!

지금부터 왜 난청이나 이명 증상이 발생하는지를 간단히 설명하겠습니다. 자세한 내용은 제5장을 참조하십시오.

난청에는 다음 세 종류가 있습니다.

- 신경이 장애를 입어서 나타나는 '감각신경성 난청'
- 귀의 기능이 저하되어 나타나는 '전음성 난청'
- 위의 두 가지가 동시에 나타나는 '혼합성 난청'

'감각신경성 난청' '전음성 난청' 같은 익숙하지 않은 긴 전문 단어가 계속 나오면 어려울 수 있으므로 이 책에서는 '전음' '감각신경'이라고 줄여서 사용하겠습니다.

'감각신경'은 신경을 재생시켜야 개선이 되므로 사실 개선이 어렵습니다. 그러나 이명과 난청 리셋법의 '귀 마사지'를 제대로 하면 획기적이진 않아도 진행을 조금이나마 막을 수 있습니다.

'전음'은 '귀의 노화'로 인해 발생하는 난청입니다. 저자의 경험상 **전음의 경우 이명과 난청 리셋법으로 약 90% 이상 개선됩니다.**

노령화로 인해 발생하는 난청은 대부분이 감각신경과 전음이 섞인 혼합성 난청입니다.

따라서 전음 부분의 문제가 개선되면 그만큼 깨끗하고 명확하게 들려 생활의 질이 큰 폭으로 향상됩니다.

전음 때문에 '이명'이 발생하는 사람이 적지 않은데, 이 경우 역시 전음성 난청을 개선하면 이명도 개선됩니다.

　이 책에서 소개하는 이명과 난청 리셋법은 의학적으로도 신빙성이 있는 방법입니다. 저자의 병원에서도 환자에게 권하고 있으며 효과도 보고 있습니다. 사실 아직 이 방법을 모르는 사람이 많지만, 누구라도 금방 따라 할 수 있을 정도로 쉽고 효과도 기대할 수 있는 방법입니다.

　그러면 이명과 난청 리셋법이 무엇인지 한 번 살펴보겠습니다.

**귀 마사지를 하면
진행을 막을 수 있습니다**

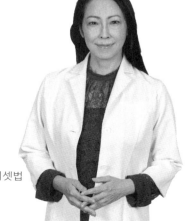

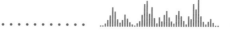

"이명과 난청 리셋법" 입문

이명과 난청 리셋법은 다음의 4가지 방법으로 구성되어 있습니다.

①하풀귀 공기빼기법
②아오아오 발성법
③군만두귀법
④귀 마사지법

각각의 방법을 금방 기억하고 잊지 않도록 좀 이상한 이름을 붙였습니다. 꼭 기억해서 매일 실천해야 합니다.

4가지 이명과 난청 리셋법

①하품귀 공기빼기법

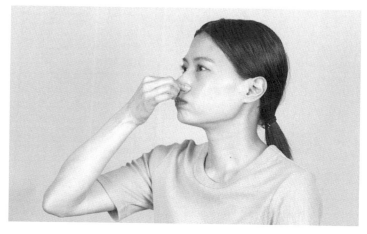

아침, 점심, 취침 전 1일 3회 (약 10초간)

②아오아오 발성법

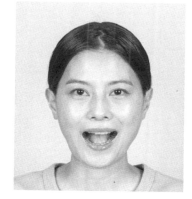 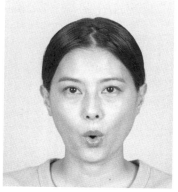

취침 전 1일 1회 (약 1분간)

③군만두귀법

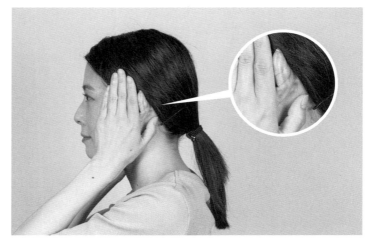

— 아침, 점심, 취침 전 1일 3회 (약 1분간) —

④귀 마사지법

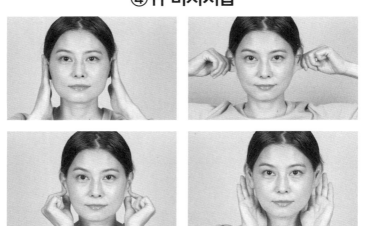

— 4가지 패턴을 아침, 점심, 취침 전 1일 3세트 (약 1분간) —

모두 **내가 지금까지의 의료 경험을 토대로 고안한 방법**입니다. 실제로 환자에게 집에서 하도록 권하고 있고 효과도 확실하게 보고 있습니다.

70세 이상 환자의 이야기를 하겠습니다. 여성 환자로 진찰 때 첫 마디가 투덜거림이었습니다.

"큰 병원에 갔는데 세상에, 보청기를 권하더라고요. 그래서 내가 치료 안 해요? 라고 물었더니 나이가 있어서…라고 그러는 거예요, 나 참"이라며 화를 냈습니다.

그 후 자신을 잘 살펴보고 치료해 줄 수 있는 곳을 찾던 중에 저자의 병원까지 오게 되었다고 합니다.

나는 평상시와 다름없이 문진한 뒤 이명과 난청 리셋법 중 '하품귀 공기빼기법'과 '아오아오 발성법'을 매일 하라고 지도했습니다.

그러자 그 여성 환자분은 "이것만 하면 된다고요? 정말 효과 있어요?"라고 미심쩍어했습니다. 그래서 일단 2주일만 계속해 보라고 당부했습니다.

리셋법을 알려 줘도 효과가 있냐고 의심하는 경우가 종종 있습니다. 너무 간단하고 단시간에 할 수 있기 때문이 아닐까 생각합니다.

하지만 **실제로 리셋법을 해 본 환자들로부터 거의 개선되었다며**

감사하다는 인사를 받고 있습니다. 앞서 언급한 여성 환자처럼 왜 다른 병원에서는 알려 주지 않느냐고 이상스럽게 생각하는 환자도 있었습니다.

이 4가지 방법은 모두 간단합니다. 길어도 약 1분, 짧은 것은 10초도 걸리지 않습니다. **틈새 시간에도 할 수 있습니다. 매일 하기**를 꼭 실천해 보시기 바랍니다.

4가지 방법은 모두 난청과 이명의 개선에 효과가 있습니다.

하지만 그렇다고 해서 어느 하나만 하면 효과를 보기 힘듭니다.

근육 트레이닝을 할 때도 다양한 방법으로 근육을 단련하는 편이 효과적인 것처럼 기본적으로 **이 방법도 4가지 모두 하는 편이 더 효과적입니다.**

효과가 얼마나 있는지 TV로 확인

이명은 물론이고 난청이 개선됐는지를 실감하는 것은 어렵습니다. 그래서 이명과 난청 리셋법으로 청력이 개선되었는지 아닌지를 확인하는 방법을 소개하겠습니다.

이비인후과에서 검사해도 되지만 본인이 직접 확인하는 방법도 있습니다.

어렵지 않습니다. 다음과 같이 'TV의 음량'으로 가능합니다.

- 매회, 같은 뉴스 프로그램을 보기
- 볼 때의 TV는 같은 것이고
- 듣는 위치는, 매회 같은 장소에서
- '들리기 쉬운 볼륨'의 숫자를 쓴다

TV 프로그램은 뭐든지 상관없지만 가능하면 뉴스로 하는 것이 좋습니다. 주변이 시끄럽지 않은 스튜디오에서 발성과 발음이 좋은 아나운서가 말하기 때문에 소리가 선명하게 전달됩니다.

먼저 이명과 난청 리셋법을 시작하기 전에 볼륨을 확인하고 볼륨의 숫자를 적어 둡니다. 매일 동일한 뉴스를 보면서 잘 들리지 않으면 볼륨을 올리고 잘 들리면 내립니다. 그리고 잘 들리는 최저 볼륨을 확인합니다.

이명과 난청 리셋법을 시작하고 1개월이 지났을 때 틀림없이 숫자가 내려가 있다는 것을 확인할 수 있을 겁니다.

난청이 꽤 진행된 경우라면 시간이 걸리겠지만 어느 정도 회복된 것은 실감할 수 있을 겁니다.

TV 음량으로 청력 테스트를 하자
이명과 난청 리셋법 시작

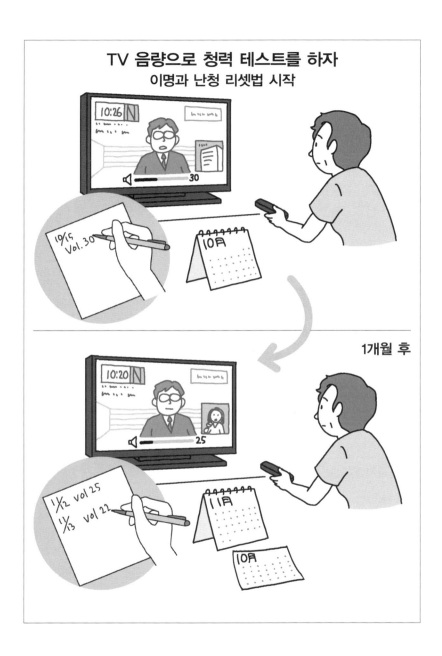

①'하품귀 공기빼기법'의 방법

그러면 지금부터 구체적인 방법을 설명하겠습니다. 첫 번째는 '하품귀 공기빼기법'입니다.

준비 코를 확실하게 풉니다. 코의 통로를 깔끔하게 해 주는 스프레이를 사용해도 됩니다.

＊코의 온열요법(75쪽)도 추천합니다.

❶ 턱이 빠지지 않을 정도로 입을 크게 벌립니다. 그러면 몇 초 후에 하품이 반드시 나옵니다.

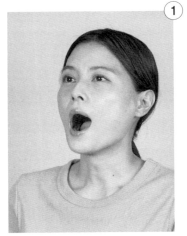

입을 크게 벌리고 있으면 하품이 나온다.

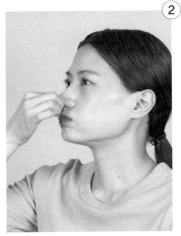

숨을 토하기 전에 입을 닫고 코를 막는다.

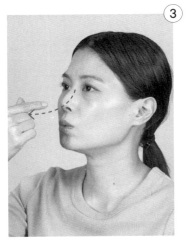

귀에서 공기가 빠지도록 숨을 코에 모으고 손을 뗀다.

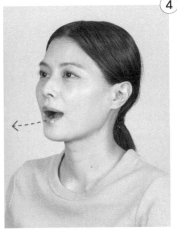

입을 벌려 남은 공기를 내보낸다.

❷ 하품으로 입에 공기가 가득차면, 그 숨을 뱉기 직전에 입을 막고 코를 막습니다. 삼키면 안 됩니다.

❸ 입을 닫은 채, 귀에서 공기가 빠지도록 숨을 코에 모읍니다. 귀로 공기가 빠지면 손을 뗍니다.

❹ 입을 열어 남은 공기를 내보냅니다.
   ＊처음에는 잘 안되던 사람도 자꾸 하다 보면 잘할 수 있게 됩니다.
   ＊아침, 점심, 취침 전, 이렇게 1일 3회 하십시오.

　　귀로 공기빼기는 억지로 하면 안 됩니다. 통증을 느끼면 입을 벌려 공기를 내보내세요. 억지로 하면 닫힌 이관(耳管: 유스타키오관-Eustachio管) 개구부(72쪽)가 갑자기 활짝 열리고 강한 공기압이 고막을 건드려 고막이 찢어지거나 상처가 날 수 있습니다. 닫혀 있는 이관을 억지로 개방하려고 하지 마십시오. 특히 저녁에 귀 공기빼기를 하기 전에 '아오아오 발성법'(61쪽)을 먼저 해 이관을 부드럽게 해 두십시오.
　　어지럼증이 심한 날에는 귀 공기빼기를 하지 마십시오. 드물게 귀 공기빼기로 인해 어지럼증이 악화하는 경우가 있습니다. 그러므로 어지럼증이 심한 날에는 '아오아오 발성법'과 '군만두귀법'(64쪽)만 하십시오.

'하품귀 공기빼기'는 여러 번 할 필요가 없습니다. 아니, 해서는
안 됩니다. 1일에 10회, 20회 하면 고막에 상처가 납니다. 귀 공기
빼기 1회로 뻥 뚫린 느낌이 들면 그걸로 충분합니다. 그 1회를, 1일
에 3회 하십시오.

자기 전에 샤워나 목욕을 하는 사람이라면 샤워나 목욕을 한
후 바로 하면 효과적입니다. 수증기로 코의 점막이 따뜻해져 코가
잘 뚫리고 이관 개구부가 부드러워지기 때문입니다.

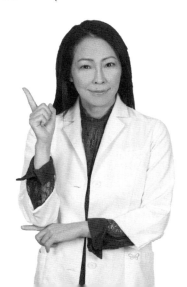

샤워 후 바로 하면
효과적입니다

②'아오아오 발성법'의 방법

다음은 '아오아오 발성법'입니다.

'아(응)'와 '오(응)'를 반복해서 25회 반복합니다.

중요한 것은 '아오아오'라고 계속하는 것이 아니라 '아'라고 말한 후 입을 닫고 '응', 다음에 '오'라고 말한 후 입을 닫고 '응'이라고 말합니다. 입을 닫으며 '응'이라고 할 때 코에서 훗하고 숨이 나옵니다.

그냥 입을 여닫지 말고 소리를 내십시오.

'아(응)'와 '오(응)'을 각각 **2초간 1회 정도 천천히** 하십시오. 절대로 서두르지 마십시오. 빠른 속도로 해도 의미가 없습니다. '아(응)'와 '오(응)'의 한 세트를 6세트, 대체로 **1분 정도 시간**이 걸립니다.

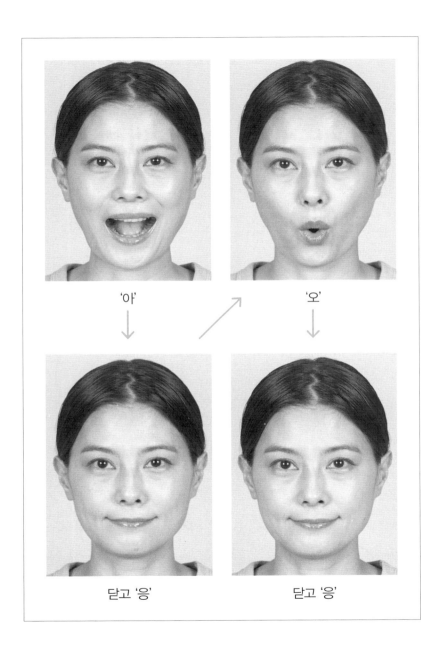

'아'

'오'

닫고 '응'

닫고 '응'

'아오아오 발성법'은 매일 1회 하십시오. 1회 1분이 힘든 사람은 30초를 2회 해도 상관없습니다. 단 최소한 30초는 하십시오. 그 이상 시간이 짧아지면 이관이 열리지 않으므로 의미가 없습니다.

그리고 '아'라고 할 때 입을 크게 벌리는 사람이 있는데, **그 정도로 크게 벌릴 필요는 없습니다.** 처음에는 작게 벌려서 1세트를 하고 그 후 조금씩 크게 벌리면 됩니다.

만약 턱이 딱딱거린다면 입을 지나치게 크게 벌려서입니다. 잘 못하면 악관절증(顎關節症)을 유발합니다.

아침보다 저녁에 하는 편이 좋습니다. 아침에는 관절이 아직 잠에서 덜 깨어 있기 때문에 관절 대부분이 굳어 있습니다. 난청인 사람은 이관 개구부가 딱딱합니다. 그런 사람이 굳어 있는 관절을 아침에 '아오아오 발성법'을 하는 것은 효율적이지 않습니다.

특히 **겨울에는 목욕이나 샤워를 하면서 하는 것**이 가장 좋습니다. 겨울에는 누구나 이관 개구부가 굳어 있어서 목욕이나 샤워를 해서 볼 주변의 근육을 풀어주고 난 뒤 '아오아오 발성법'을 하면 좋습니다.

근육이 부드러워진 상태에서 하면 악관절증도 예방할 수 있습니다. 또 주변 근육이 부드러워지면 이관이 더 잘 열립니다.

코가 막혀 있어도 이관은 잘 열리지 않습니다. 목욕이나 샤워를 하면 귀의 점막이 따뜻해져 공기가 잘 통하게 되므로 '아오아오 발성법'은 목욕이나 샤워 직후에 하는 것이 좋습니다.

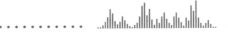

③'군만두귀법'의 방법

3번째는 '군만두귀법'입니다.

❶ 손으로 귀 전체를 얼굴 쪽으로 접어서 귀를 막습니다. 이 상태
를 '군만두귀'라고 합니다.

❷ '군만두귀' 상태를 1분 동안 유지합니다. 1분이 지나면 귀에서
손을 뗍니다. 따뜻한 손으로 하면 혈액순환을 촉진하는 효과가
있습니다.

'하품귀 공기빼기법'과 같이 1일 3회 하십시오. 귀를 강하게 눌
렀다가 갑자기 손을 뗍니다.

하지만 지나치게 장시간 해서는 안 됩니다. 베개에 귀가 눌려

'군만두귀' 상태로 잠이 들면 귀 안이 축축해져 외이염(外耳炎; 바깥귀길염) 증세가 발생할 수 있습니다. 또 귀가 작은 사람은 '군만두귀'를 했을 때 아플 수 있습니다. 통증을 느껴질 때는 참으면서 억지로 하지 마십시오.

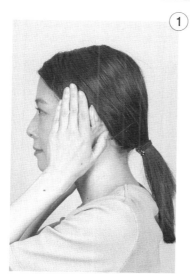

손으로 귀 전체를 얼굴 쪽으로 접어서 귀를 막는다.

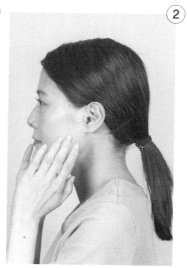

1분간 유지했다가 손을 뗀다.

④ '귀 마사지법'의 방법

4번째는 '귀 마사지법'입니다.

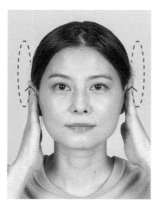

① 귀 전체를 손으로 막고 빙글빙글 돌립니다.

❶ 귀 전체를 손으로 누른 다음 빙글빙글 돌립니다. 시계 방향이든 시계 반대 방향이든 방향은 상관없습니다. 편한 쪽으로 하면 됩니다. 대체로 한 번 돌리는데 1초 정도로 총 5회 돌립니다.

＊❶을 하기 전에 림프절 마사지(81쪽)를 하면 효과가 더 좋습니다.

❷ 귀의 피부를 손가락으로 잡아 위-아래, 대각선 위-아래, 가로 방향으로 각각 3초씩 가볍게 당깁니다. 이것을 3회 반복합니다.

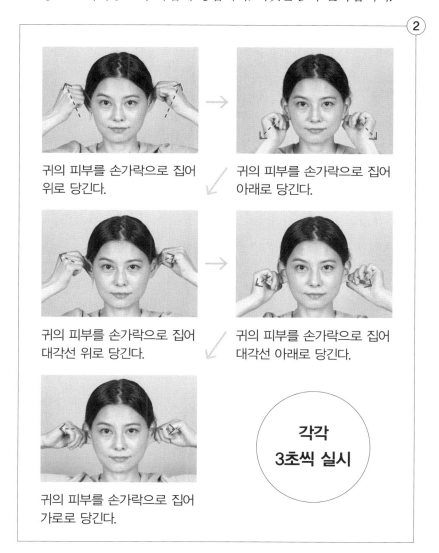

귀의 피부를 손가락으로 집어 위로 당긴다.

귀의 피부를 손가락으로 집어 아래로 당긴다.

귀의 피부를 손가락으로 집어 대각선 위로 당긴다.

귀의 피부를 손가락으로 집어 대각선 아래로 당긴다.

귀의 피부를 손가락으로 집어 가로로 당긴다.

각각
3초씩 실시

❸ 귓불을 엄지와 검지로 집어 3초간 가볍게 눌러 자극을 줍니다.

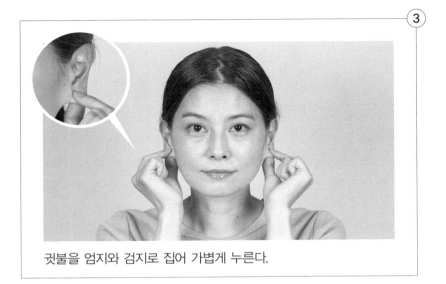

귓불을 엄지와 검지로 집어 가볍게 누른다.

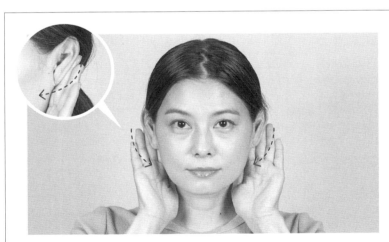

귀를 앞(코의 방향)을 향해 모은다.

❹ 귀를 앞(코의 방향)을 향해 모읍니다.

앞의 **네 패턴을 각 5회씩 합니다. 소요 시간은 약 1분 정도로 1일 최소 3세트 이상** 하는 것이 가장 이상적입니다.

3세트 이상 해도 되지만, 너무 세게 하지 마십시오. 또 아픈 부위는 피하십시오.

경혈을 자극하는 도구를 사용하다가 도구가 귀 안으로 들어가거나 피부나 고막에 상처가 생길 수 있으므로 주의하십시오. 실제로 그런 환자를 몇 명이나 진찰한 적이 있습니다.

네 패턴을 5회씩!

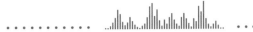

간단하지만 효과는 최고

4가지 리셋법은 모두 간단합니다. 꼭 매일 실천해서 습관화하십시오.

'하품귀 공기빼기법'은 의사가 알려주지 않는 대외비

'하품귀 공기빼기법'은 코를 막고 입안의 공기를 귀로 보내는 방법입니다. 다른 이비인후과 의사는 알려주지 않는 새로운 이명과 난청 셀프 케어 방법입니다. 간단하지만 놀라운 정도로 효과가 있습니다.

비행기가 이착륙할 때 기압으로 인해 귀가 막히는 것 같습니다. 기차를 타고 터널을 통과할 때나 차를 타고 높은 산에 올라갈 때,

고속 엘리베이터에 탔을 때도 이런 감각을 느낍니다. 이것은 고막 안쪽과 바깥쪽의 기압 균형이 무너져 압력을 느끼기 때문입니다.

이럴 때는 스킨스쿠버 다이빙에서 사용하는 '공기빼기'를 하면 기압 균형이 정상으로 돌아옵니다.

공기빼기를 하면 **코에서 귀로 공기가 흘러가 고막 안쪽과 바깥쪽의 압력 차이가 해소**됩니다.

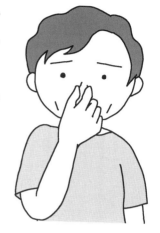

의외라서 놀랄 수도 있지만, 이 '공기빼기'가 여러분의 이명과 난청을 개선합니다.

'하품귀 공기빼기법'을 성실하게 1일 3회 실천하면 전음성 난청이 회복되고 계속하면 청력이 10데시벨 정도까지 좋아집니다. TV 음량으로 말하면(모델에 따라 다릅니다) 5정도 달라집니다.

전음성 난청인 사람은 소리가 잘 들리지 않는 것이 아니라 소리가 선명하게 들리지 않습니다. 그래서 소리를 선명하게 듣기 위해 TV 볼륨을 필요 이상으로 크게 높입니다. 전음성 난청이 개선되면 볼륨을 높일 필요가 없습니다.

나는 환자를 진찰하면서 공기빼기를 모르는 사람, 잘 안되는 사람이 상당히 많다는 사실에 놀랐습니다. 그래서 이 '하품귀 공기빼기법'을 지도하게 되었습니다.

목적은 '이관(耳管)'을 넓혀 고막을 정상 위치로 되돌리는 것

　코에서 공기가 도달하지 않으면 고막이 움직이지 않아 기압의 균형을 정상적으로 유지할 수 없습니다. 고막 위치도 정상 위치에서 벗어나게 됩니다.

　고막 위치가 정상이 아니라서 소리가 웅웅거리거나 말이 선명하게 들리지 않거나 이명이나 잡음이 발생하기도 합니다.

　'공기빼기'를 하면 목 안쪽에 있는 '이관 개구부'가 움직입니다. 그러면 귀와 코를 잇는 '이관(유스타키오관)'이 넓어지고 코에서 귀로 공기를 보낼 수 있게 됩니다.

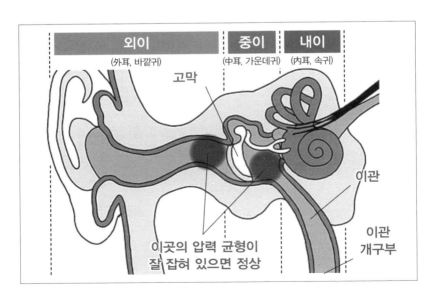

이관을 통해 코에서 공기를 보내면 **고막의 안쪽 압력과 외기압이 균형을 잡고 고막의 움직임이 좋아지고 고막이 정상 위치로 돌아갑니다.** 이로써 고막의 진동 폭이 커져서 소리가 선명하게 전달됩니다.

귀 공기빼기는 '하품'이 중요

단 귀공기빼기를 강하게, 많이 하면 중이염(中耳炎)이 발생하기도 합니다. 이를 방지하기 위해 **귀 공기빼기를 하기 전에 1회 '하품'을 합니다.** 하품하면 턱이 벌어지고 공기가 빠져나가기 때문에 그 후에 귀 공기빼기를 하면 고막에 상처가 생기지 않습니다. 즉 중이염이 발생하거나 통증을 느끼는 일이 거의 없습니다.

귀 공기빼기를 하기 전에 반드시 하품해야 합니다. 그래야 고막에 상처가 생기지 않고 안전하면서도 합리적인 방법입니다.

하품은 자연스럽게 나오는 것인데 어떻게 억지로 나오게 만드냐는 생각이 들 것입니다. 하지만 꼭 그렇지는 않습니다. 아마 직접 해 보면 알 수 있을 겁니다.

병원 치료와 동일한 효과

이비인후과에 가면 '통기 치료'라는 카테터 치료나 고막 마사지기를 사용한 '고막 마사지' 치료를 받습니다. 둘 다 정기적으로 받아야 하는 치료라서 1주일에 2회 정도 이비인후과에 가야 합니다. 그런데 어디서나 가능한 '하품귀 공기빼기법'을 하면 이 두 치료와 동일한 효과를 볼 수 있습니다. **'하품귀 공기빼기법'은 이비인후과의 통기 치료와 동일한 효과를 기대할 수 있는 간단한 방법**입니다.

'하품귀 공기빼기법'을 실천하면 전음성 난청의 경우 3개월~반년 정도로 개선됩니다. 그동안 내원 횟수는 2~3주에 1회, 총 6~10회 정도면 충분합니다. 여러분도 집에서 매일 '하품귀 공기빼기법'을 하면 3개월 정도에 효과를 실감할 수 있을 겁니다.

코가 막힌 사람은 코를 뚫고 나서

'하품귀 공기빼기법'을 하기 전에 반드시 코를 잘 푸세요. 그렇지 않으면 콧물이 귀로 들어가 중이염 등의 증세가 발생할 수 있습니다.

코가 막혀 있다면, 귀 공기빼기를 하기 전에 '코의 온열요법'을 사용해 코를 일시적으로 뚫어 코막힘을 해결합니다.

【코의 온열요법을 하는 방법】

물에 적신 수건을 전자레인지로 약간 뜨거운 정도로 가열합니다. 그 수건을 얼굴에 대고 코로 힘껏 숨을 들이쉽니다.

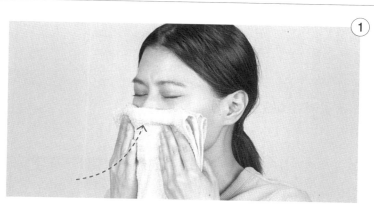

물에 적신 따뜻한 수건을 얼굴에 대고 코로 숨을 힘껏 들이쉰다

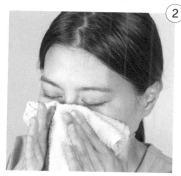

더불어 콧대를 마사지한다

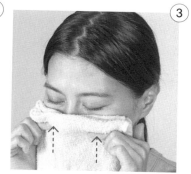

동시에 광대뼈를 따라 혈점을 누른다

코의 점막이 수건의 증기로 따뜻해져 코막힘이 일시적으로 개선됩니다. 꽃가루 알레르기가 기승을 부리는 시기에 코가 막혔을 때 약을 먹을 수 없는 환자나 임신 중인 사람에게도 추천하는 안전한 방법입니다.

이때 콧대를 마사지하거나 광대뼈를 따라 혈점을 누르면 코가 더 상쾌합니다.

눈에서 공기가 나오는 사람

귀 공기빼기를 하면, 눈의 양쪽 끝에서 공기가 새어 나오는 사람이 있습니다. 이관이 닫혀 있어서 공기가 고막이 아니라 눈으로 가버려서 발생하는 현상입니다. 이관에 비해 훨씬 얇은 누관(淚管)과 코의 관으로 가버린다는 것이 바로 이관이 닫혀 있다는 증거입니다.

이런 사람은 저녁에 '아오아오 발성법(61쪽)'을 잘 실천해 이관을 조금씩 넓혀갈 수밖에 없습니다.

단 **인두종양(咽頭腫瘍)이나 상인두종양(上咽頭腫瘍)인 사람도 귀 공기빼기를 하면 공기가 눈으로 빠집니다.** 따라서 귀 공기빼기를 했을 때 공기가 눈으로 가는 사람은 이비인후과에 가서 코의 내시경 검사를 받으시길 바랍니다. 검사를 통해 종양이나 염증이 있는지 여부도 알아봅니다.

'코의 내시경'이라고 하면 두려워하는 사람도 있지만, 전혀 아프지 않습니다. 검사 시간도 불과 1분 정도밖에 걸리지 않고, 굵기도 '위내시경'의 3분의 1 정도입니다.

또 아데노이드(상인두에 있는 림프 조직 덩어리)가 원인인 경우도 있습니다. 아데노이드는 초등학교 고학년이 되면 작아지는데, 성인이 되어도 아데노이드가 남아서 난청은 물론이고 코막힘이나 발열의 원인이 되고 있다면 수술로 제거하는 편이 좋습니다. 그렇게 하면 이관도 쉽게 통과할 수 있게 됩니다.

'아오아오 발성법'으로 '이관'을 넓게

귀와 코와 목을 연결하는 통로가 '이관'입니다. 이관의 출입구를 '이관 개구부'라고 합니다.

이관 개구부가 딱딱해지면 이관은 넓어지지 않습니다. 그러면 귀에서 고막으로 공기가 빠져나가지 않으므로 전음성 난청이 유발됩니다. 따라서 **이관 개구부를 부드럽게** 만들어야 합니다.

'아오아오 발성법'은 단순히 '아'와 '오'를 반복할 뿐이지만 턱을 움직이는 것으로 이관을 움직여 이관 개구부를 부드럽게 만들 수 있습니다. 개구부가 부드러워지면 공기의 출입이 쉬워지고 이관도 쉽게 넓어집니다.

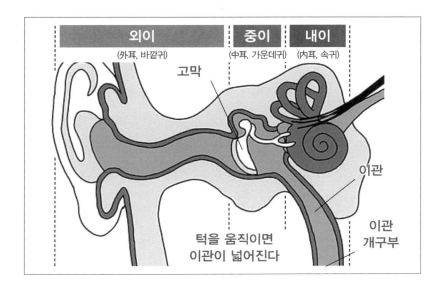

또 아오아오 발성법을 한 후에는 '하품귀 공기빼기법'도 쉽게
할 수 있습니다.

'아오아오 발성법'이 왜 '아오'인가 라는 질문을 받기도 합니다.
모음 '아에이오우' 중에서 '이'와 '에'는 입술을 옆으로 당기지만 '아'
와 '오'는 입술을 동그랗게 만듭니다.

이 동그란 모양에는 이관을 개방하는 효과가 있습니다. '우'도
입술이 동그랗지만 입술을 앞으로 내밀어서 오므리기 때문에 '아'
나 '오'와 같은 효과가 없습니다.

비행기가 이륙하여 고도가 올라갈 때나 착륙할 때, 고속 엘리베이터에 탔을 때 귀가 막히는 느낌이 듭니다. 그럴 때 이 '아오아오 발성법'을 하면 귀 막힘이 해소됩니다. 이관이 열리고 고막의 안과 밖의 압력이 조정되기 때문입니다.

사람들 시선이 신경 쓰일 때는 소리는 내지 않고 입 모양만 '아'와 '오'를 만듭니다. 마스크를 쓰고 있다면 다른 사람들은 모를 것입니다.

'군만두귀법'의 목적은 고막을 쉽게 움직이는 것

'군만두귀'라고 하면 럭비나 유도 선수의 귀를 떠올리는 사람이 있을 수도 있지만 사실 좀 다릅니다.

귀 전체를 안쪽으로 접고 옆에서 보면 군만두처럼 보입니다.

'군만두귀'를 하면 외부 압력이 사라집니다. 이 상태에서 소리를 내면 자신의 목소리가 울립니다. 그리고 귀에서 손을 떼면 외부 공기가 갑자기 들어가므로 고막이 자극을 받습니다. 혈류(血流)도 단번에 가속화되므로 고막이 쉽게 움직입니다.

'하품귀 공기빼기법'은 몸 안쪽에서 고막을 움직이는 방법이지만, '군만두귀법'은 몸 바깥쪽에서 고막을 움직이는 방법입니다. 따라서 두 방법을 모두 실천하는 것이 가장 좋습니다.

이명이나 난청으로 이비인후과에 가면 고막 마사지기 치료를 받습니다. 이 치료도 착실하게 받아야 효과를 볼 수 있습니다. '군만두귀법'은 이와 거의 같은 효과를 기대할 수 있습니다. **'군만두귀법'은 이비인후과의 고막 마사지 치료와 거의 동일한 효과를 볼 수 있지만, 상당히 손쉽게 할 수 있는 방법입니다.**

'귀 마사지법'의 목적은 '혈류 개선'과 '자율 신경의 안정'

'귀 마사지법'을 하면 **혈류가 좋아지고 '귀가 솔깃해지는 신경'에 영양을 전달합니다.** 또 자율 신경 중 하나로 몸의 긴장을 풀어주는 **'부교감신경' 작용이 우세해**지므로 스트레스를 완화하고 짜증과 불안을 억제합니다. 자율 신경의 균형을 잡으면 이명, 난청에 긍정적인 효과가 나타납니다.

'귀 마사지법'은 의사회(醫師會)가 제안하고 있을 정도로 효과적인 방법입니다.

귀에는 큰 혈(穴)이 많이 분포되어 있습니다. 경혈(經穴)은 동양의학 사상에서 신경절(神經節: 신경의 터미널)을 의미하는데,

약 360개의 전신 경혈 중 100개 이상이 귀에 몰려 있습니다. 이명이나 난청의 예방과 개선에 효과적일 뿐만 아니라 다이어트나 면역력 향상에도 도움이 됩니다.

사람들이 많은 회사나 전철 안에서 발바닥을 주무를 수는 없지만, 귀는 만질 수는 있습니다. 사실 귀 마사지는 장소를 가리지 않습니다. 또 기분이 좋아지므로 습관화하기에도 좋습니다.

특히 유전성 난청으로 젊었을 때 난청이 발생하는 가족력이 있는 사람이라면 30대 후반부터 귀 마사지를 습관화하면 좋습니다. 난청 예방만이 아니라 자율 신경도 안정되고 림프절 막힘도 해소되므로 전혀 손해 볼 일이 없습니다.

준비 체조는 '림프 마사지'도 추천

추천하고 싶은 마사지가 하나 더 있습니다. '귀 마사지' 전에 하는 '림프절 마사지'입니다.

얼굴과 귀의 경계선을 아래에서 위로, 그다음 귀 뒤에서 귓불 아래를 향해 2방향으로 V자를 쓰도록 마사지합니다. 그대로 쇄골까지 흘리듯이 손을 움직이면 더 효과적입니다. 강하게 문지르지 않아도 됩니다. **부드럽게 어루만지는 정도로 충분히** 효과를 볼 수 있습

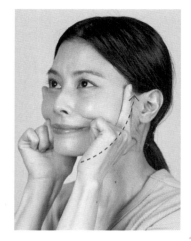

얼굴과 귀의 경계를 아래에서
위로

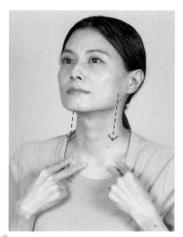

쇄골까지 흘려보내듯 마사지하
면 더 효과적

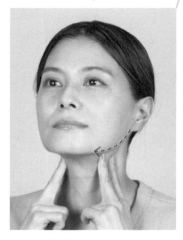

귀 뒤에서 귓불 아래를 통과해
V자를 그리듯 마사지

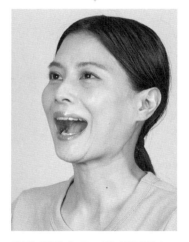

입을 벌렸다 오므렸다를 반복

니다. 이때 유액이나 크림을 사용하면 피부 자극을 적게 받으며 부드럽게 마사지할 수 있습니다.

그러고 난 후 **입을 벌렸다 오므렸다를 반복**하면 림프절 주변의 근육을 자극해 노폐물이 잘 빠져나갑니다. 지나치게 많이 하면 턱에 부담이 되므로 5회 정도 가볍게 벌리는 정도가 좋습니다.

'림프절 마사지'는 '귀 마사지법'을 하기 전 준비 체조로 하면 효과적입니다. 시간에 여유가 있을 때 하십시오. 그러나 매일 할 필요는 없습니다.

'귀 마사지법'은 따뜻한 손으로

귀의 피부는 의외로 차갑습니다. '귀 마사지법'은 따뜻한 손과 손가락으로 자극을 줘서 귀의 혈류를 촉진하는 방법입니다. 귀를 손으로 감싸는 것만으로도 효과가 있습니다.

마찬가지 이유로 **욕조의 따뜻한 물에 몸을 담그고 귀마사지를 해도 효과적**입니다.

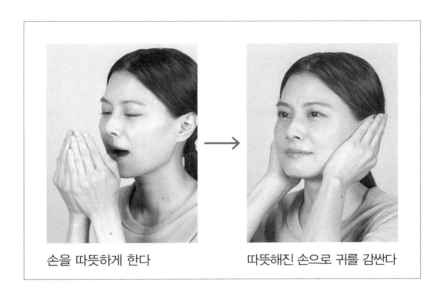

손을 따뜻하게 한다   따뜻해진 손으로 귀를 감싼다

'귀 마사지법'의 효과는 이렇게!

'귀 마사지법'은 **두통, 불면증, 권태감** 등 몸의 불편함을 완화하는 효과가 있습니다. '귀 마사지를 해서 몸이 안정'을 찾았다면 나쁜 습관이나 감정의 부조화도 돌아볼 수 있게 될 것입니다.

스트레스로 인한 과식을 예방하고 장운동을 활발하게 하는 효과도 있습니다. '귀 혈점 다이어트'라는 말도 있듯 서양의학적 증거는 없지만, 효과는 기대할 수 있습니다.

또 귀 주변 림프절에 쌓인 노폐물을 흘려보내는 것으로 붓기나 처짐 등이 사라져 **얼굴선에 탄력이 생기고 피부는 투명**해집니다.

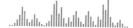

이명과 난청 리셋법은
지속적으로 하는 것이 중요

짧아도 좋으니 습관화하는 것이 포인트

이명과 난청 리셋법은 매일 습관화가 중요합니다.

가능한 한 계속하기 쉬운 방법을 선택합니다. 깜빡 잊어버리지 않게끔 되도록 한꺼번에 하는 편이 좋습니다. 하나를 하고 나서 다음 체조를 3시간 후에 하는 등 간격을 벌려서 띄엄띄엄하지 않습니다.

이상적인 패턴은 다음과 같습니다.

아침 → '군만두귀법' '귀 마사지법' '하품귀 공기빼기법'

낮 → '군만두귀법' '귀 마사지법' '하품귀 공기빼기법'

취침 직전 → '아오아오 발성법' '하품귀 공기빼기법'

'군만두귀법' '귀 마사지법'

이명과 난청 리셋법은 1주일에 2~3회 이비인후과에 다니면서 통기 치료나 고막 마사지를 받는 대신 집에서 하는 홈 치료입니다.

끈기 있게 열심히 하기보다 **'매일 계속한다'**에 중점을 둡니다.

솔직히 말해 매일 하지 않고 1주일에 2~3회 정도라도 됩니다. 매일 했다고 해서 1주일에 2~3회 하는 것보다도 눈에 띄게 효과가 좋아지지는 않습니다.

그래서 '매일 계속한다'고 정해 두고 하루나 이틀 정도 빼먹어도 큰 영향은 없습니다. 그렇습니다, 게으름을 피워도 됩니다.

하지만 1주일이나 안 하면 '건강한 귀'로 가려다가 되돌아오게 되므로 오히려 나쁜 영향을 줄 수 있습니다.

그러므로 '월' '수' '금'만 해도 되지만, **습관화를 위해 '매일' 하는 것을 권합니다.** 매일 한다고 정해 두고 하루나 이틀 잊어서 하지 않으면, 1주일에 2~3회가 되는 겁니다.

1주일 동안 안 하면 부드러워진 고막이 다시 딱딱해지므로 지금까지의 노력이 물거품이 되어 버린다는 점은 명심하십시오.

'겸사겸사' '자연스럽게' 계속할 수 있다

회사원인 56세 환자의 케이스를 살펴보겠습니다. 이 환자는 이명이 있었고 심할 때는 수면 부족을 겪기도 했습니다. 그래서 항상 짜증이 난 상태였고 업무에도 집중할 수 없었습니다. 어떻게든 이명을 치료하고 싶어 필자의 병원을 찾아왔습니다.

하지만 업무가 바빠서 통원할 수 없는 상황이라 이명과 난청 리셋법을 지도했습니다. 이 방법도 너무 바빠서 거의 하지 못했고 전혀 개선되지 않았습니다.

이런저런 이야기를 하다가 환자가 커피를 참 좋아한다는 사실을 알게 되었습니다. 업무 시작 전, 점심 식사 후, 취침 전에 반드시 커피를 마시고 있었습니다. 그렇다면 커피를 마실 때 이명과 난청 리셋법을 해서 습관화하라고 지도했습니다.

무언가를 습관화하려면 일상생활과 연결 짓는 것이 중요합니다.

이 환자의 경우 '커피를 마신다=이명과 난청 리셋법'을 연결 지어 습관화에 성공했습니다. 그리고 불과 1주일 만에 이명이 개선되었습니다.

매일 하려면 무조건 '습관화'를 해야 합니다. **'샤워하면서' '샤워 후' '취침 전' 등 습관화하기 쉬운 시간대를 정해** 두면 좋습니다.

필사적으로 지나치게 많이 할 필요는 없습니다. '건강을 위해서라면 죽을 수 있다'라는 농담도 있을 정도로 결사적인 각오로 건강법을 실천하는 사람도 실제로 있습니다. 이명과 난청 리셋법은 강박관념에 사로잡히지 말고 자연스럽게, 겸사겸사할 수 있는 생활 속 셀프 케어로 자리 잡기를 바랍니다.

일상생활 속에서 습관화하자

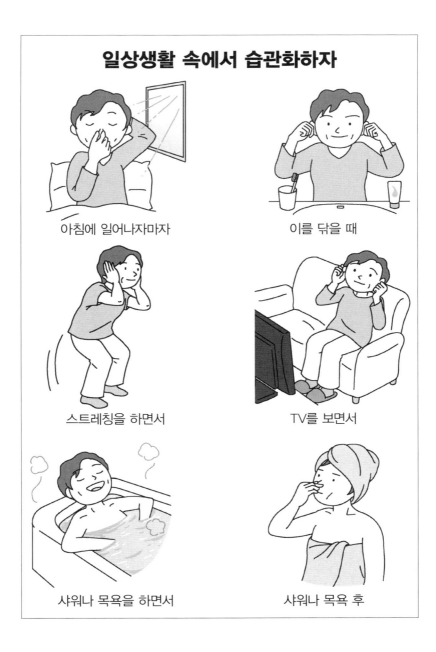

아침에 일어나자마자

이를 닦을 때

스트레칭을 하면서

TV를 보면서

샤워나 목욕을 하면서

샤워나 목욕 후

'해야 한다'는 강박관념이 있으면 스트레스를 받습니다. 스트레스는 난청에 좋지 않다는 점을 알아두세요.

소요 시간을 봐도 '아오아오 발성법'과 '귀 마사지법'은 각각 1분 정도입니다. '하품귀 공기빼기법'과 '군만두귀법'은 몇 초면 됩니다. 오랜 시간이 걸리지 않으므로 부담없이 하면 됩니다.

효과가 좋은 방법을 골라서 실천

난청 개선 방법은 다른 책에도 많이 소개되어 있습니다. 제자리걸음이라든지 '사고(四股)서기'라든지 종아리 주무르기 등 하반신을 중심으로 접근하는 방법도 있습니다.

물론 그러한 것을 하면 혈류에 도움이 되므로 좋은 것은 틀림없습니다. 하지만 그만큼이나 많은 종류를 할 필요는 없습니다.

효과가 좋은 방법을 선별해서 습관화하는 편이 훨씬 좋습니다. 효과가 높은 방법이 바로 이명과 난청 리셋법입니다.

만약 시간적인 여유가 있다면 4가지 방법 외에 '두피 마사지'도 하면 좋습니다.

천측두동맥(淺側頭動脈)이라고 귀로 가는 가장 큰 혈관이 있습니다(만화를 보면 짜증이 났을 때 관자놀이에 사각형을 닮은 모양을 넣는데, 그것이 바로 천측두동맥에서 머리로 피가 솟구치는

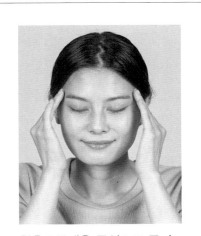
천측두동맥을 중심으로 두피를 주무른다

상태를 표현하는 것입니다). 이곳을 마사지해 주면 혈류가 좋아집니다.

어쨌든 '혈류를 좋게' 하기 위해서는 일단 혈류를 막았다가 개방하면 되므로 이를 염두에 두고 해 보세요(지나치게 막으면 안 됩니다).

하지만 이것도 억지로 추가할 필요는 없습니다. 이 책에서 소개하는 4가지 방법을 계속하는 것만으로 충분합니다.

"4가지 방법만 매일 한다"
이것만 기억하세요.

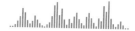

이명과 난청 리셋법은
이비인후과 치료의 홈 케어 버전

이비인후과 의사가 '1주일에 2~3번 오세요'라고 하는 이유

옛날부터 이비인후과 의사는 '통기 치료'와 '고막 마사지'를 하기 위해 난청이나 이명의 환자에게 1주일에 3번 정도 통원하라고 합니다.

'통기 치료'란 코에 카테터라는 가는 관을 삽입해 귀로 공기를 보내는 치료입니다. 통기 치료를 하면 귀와 코를 연결하는 이관이 넓어지고 고막 안쪽에 직접 공기를 보낼 수 있게 됩니다. 그렇게 된다면 전음성 난청 때문에 움직임이 나빠진 고막을 잘 움직일 수 있습니다.

이관(유스타키오관: Eustachio管)의 안쪽은 '점막(粘膜)'이 있습니다. 점막은 나이를 먹으면 위축되거나 닫히는 성질이 있습니다. 따라서 중장년 이후에는 이관의 안쪽이 좁아지고 굳어서 잘 움직이지 않게 됩니다. 나이를 먹을수록 이관은 딱딱해집니다. 남성보다 지방이 많은 여성이 딱딱하다고 알려져 있습니다.

이관(耳管)이 딱딱해져서 움직이지 않게 된 사람은 이관을 움직이게 만들어야 합니다. 이비인후과에서는 통기 치료로 좁아진 이관을 넓히고 지나치게 넓으면 정상 위치로 돌아가도록 조절합니다. 전음성 난청 환자의 고막은 위치가 어긋나 있는데, 치료를 통하면 정상 위치로 되돌아갑니다.

1주일에 3회 통원하면 점막이 수축하기 전에 넓힐 수 있습니다. 그래서 이비인후과 의사는 난청 환자에게 '일주일에 2~3회 오세요'라고 말합니다.

이비인후과에서 하는 **고막 마사지는 귀에 기구를 넣어서 진동을 일으켜 고막을 움직이는** 치료입니다. 고막을 움직이게 한다는 점에서는 '통기 치료'와 원리는 같지만, 통기 치료는 코를 통해, 고막 마사지는 귀의 외부에서 접근하는 것이 다릅니다.

이비인후과의 '통기 치료'와 '고막 마사지'는 집에서 할 수 있다

하지만 필자의 병원에서는 1주일에 3회가 아니라 '2주일에

1회'오라고 합니다. 그 대신 집에서 이명과 난청 리셋법으로 셀프 케어하도록 지도합니다.

　"시간이 짧아도 되니까 집에서 셀프 케어를 매일 했으면 좋겠습니다. 그 대신 병원에는 2주일에 1번 오면 됩니다"고 환자에게 말합니다. **셀프 케어를 제대로 하면 1주일에 3회 이비인후과에서 치료받는 것과 동일한 효과**를 볼 수 있어서 상태를 초기 난청 수준으로 되돌릴 수 있습니다. 2주일에 1회 정도는 병원에 왔으면, 하지만 이 정도도 너무 자주라고 생각되면 통원할 필요도 없습니다.

3개월의 셀프 케어로 개선을 실감

　난청의 정도나 나이에 따라 다르지만, 누구라도 셀프 케어를 **3개월 정도 성실하게 실천하면 청력이 5~10데시벨 정도 좋아집니다.**
　감음성 난청의 경우 전음성 난청보다 효과가 약하지만, 그래도 3개월 동안 하면 최저 5데시벨은 향상됩니다. TV 음량도 기종에 따라 다르지만 대체로 1, 2단계 정도는 내려도 들리게 됩니다.

　그러면 제1장을 요약하는 의미로 이명과 난청 리셋법의 효능에 대해서 정리하겠습니다.

이명과 난청 리셋법의 효능① '이관'을 움직여서 넓힌다

'이관'은 가운데귀[중이(中耳)]와 코의 안쪽을 잇는 좁은 관상 통로입니다. 평소에는 닫혀 있지만, 타액을 삼키거나 하품을 하면 일시적으로 열려서 가운데귀의 안쪽 기압을 조정합니다.

원래 말을 하거나 밥을 먹거나 하는 것만으로 턱이 움직여 이관이 넓어지고 코에서 귀로 공기가 빠집니다.

그런데 앞에서 언급했듯이 이관의 안쪽은 점막으로 되어 있고 점막은 내버려 두면 닫히는 성질이 있어서 이관도 나이를 먹으면서 좁아지고 딱딱해집니다. 그렇게 되면 **공기가 빠지지 않고 고막 내외의 기압이 조정되지 않습니다.**

전음성 난청은 고막의 움직임이 나빠서 발생하므로 이관을 부드럽게 만들어 잘 움직이도록 해 공기가 쉽게 통과할 수 있게 할 필요가 있습니다.

턱을 상하로 움직이는 것만으로도 이관은 부드러워집니다. 단 딱딱거릴 때까지 자주 하면 악관절증(顎關節症)이 발생할 수 있으므로 주의해야 합니다. 이명과 난청 리셋법을 정확하게 하면 안전하게 이관을 부드럽게 만들 수 있습니다.

이명과 난청 리셋법의 효능② '혈류'를 좋게 한다

몸의 세포는 모두 혈액으로부터 '산소와 영양'을 전달받고 있습니다. 그러므로 혈류가 좋으면 세포가 건강합니다. '뇌의 세포'도 '귀의 세포'도 예외가 아닙니다.

속귀[내이((內耳)]에는 소리를 감지하는 특수한 세포(청각 세포)가 있습니다. **귀의 혈류가 나쁘면 청각 세포가 영양부족이 되어 잘 들리지 않게 됩니다.** 셀프 케어를 착실하게 계속해서 귀의 혈류를 좋게 하는 것이 목적입니다.

귀의 혈류를 좋게 하는 이유는 청각의 신경에 영양을 공급하기 위해서입니다. 혈류 개선은 신경 자체에 작용하므로 감음성 난청에 더 효과적입니다.

이명과 난청 리셋법의 효능③ '자율 신경'을 안정시킨다

자율 신경은 체온 조절, 소화, 혈액 순환 등을 제어하는 몸의 사령탑과 같은 존재입니다. 자율 신경이 흐트러지면 두통, 불면, 권태감을 비롯해 다양한 몸의 부조화가 발생합니다.

소리는 최종적으로 뇌가 감지하는데, 뇌는 자율 신경과도 관련이 있습니다(뇌만 그런 건 아니지만). 따라서 **자율 신경이 안정되지 않으면 뇌가 '소리'를 '소리'로 인식하는 것에도 문제가 발생합니다.**

자율 신경의 균형이 무너져 뇌의 흥분 상태가 지속되거나 혈류가 부족하거나 하면 청각도 영향을 받으므로 자율 신경의 균형 유지는 아주 중요합니다.

자율 신경의 균형을 잡기 위해서는 편안하게 기분을 진정시키는 것이 필요합니다. 이 셀프 케어는 귀를 통해 여러분의 멘탈에도 좋은 영향을 줍니다.

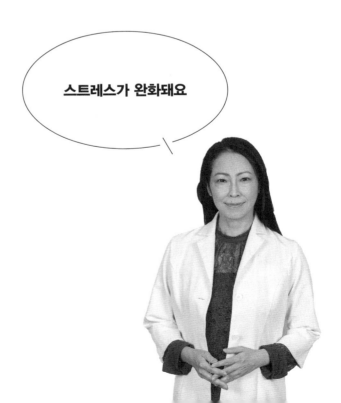

스트레스가 완화돼요

《 제2장 》

개선된 사람 1만 명!
이명과 난청 리셋법으로
이렇게 좋아졌다

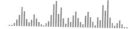

이명과 난청의 개선으로
인생이 바뀌었다!

이명과 난청 리셋법에 배신은 없다

필자의 병원을 찾는 환자는 각양각색이지만 '잘 들리지 않는다'는 고통을 공통점으로 가지고 있습니다. 고통에 맞서서 뭔가 해 보려는 사람도 있고 고통으로부터 도망가서 숨어버리는 사람도 있습니다.

그런 환자 중에서 이명과 난청 리셋법 실천으로 좋아진 사례를 몇 가지 소개합니다.

'귀는 좋아지지 않는다'고 포기하고 있던 사람이…

A씨는 눈에 장애가 있었습니다. 항상 지팡이를 짚고 아드님과

함께 병원에 왔습니다.

처음에 내원했을 때 이미 정부에서 보청기를 지급받을 수 있을 정도로 중증 난청이 진행되고 있었습니다. 그래서 나는 바로 보청기 신청서를 작성했습니다. 보청기를 착용한 후 이명과 난청 리셋법으로 난청을 치료한다는 방침을 세웠습니다.

그런데 A씨는 보청기를 착용하지 않았습니다. 이미 '보이지 않는다'는 장애가 있었기 때문에 '들리지 않는다'는 상태도 그냥 받아들인 것인지 도무지 치료 의지가 없었습니다. 옹고집이라서 좀처럼 생각을 바꾸려고도 하지 않았습니다.

그러던 어느 날, 나는 A씨의 귀, 코, 목 이외의 부분에서 생명과 관련이 있는 이상을 발견했습니다. 나는 바로 소개장을 쓰고 A씨에게 큰 병원에서 진찰을 받아보라고 했지만 이조차도 전혀 관심을 보이지 않았습니다. 물론 예약도 하지 않았습니다.

나는 화가 나서 소리를 질렀습니다.

"자기 몸에 관한 일인데, 왜 이렇게 거부만 하시죠? 보청기를 착용하지 않으면 길에서 차에 치여 죽을 수도 있습니다! A씨의 귀는 눈의 역할도 하지 않습니까!"

나의 험악한 말투에 놀란 A씨는 "선생님, 무서우시네요"라며 작게 말했습니다. 그날 이후 A씨는 보청기를 착용했고 가끔 잊어버리기도 하지만 '하품귀 공기빼기법'과 '귀 마사지법'도 하게 되었습니다.

그리고 3개월 후, 집에서의 셀프 케어가 효과를 내기 시작했습니다.

보청기는 지금도 착용하고 있지만, 이미 '무료 지급'을 받을 수 없는 수준까지 나아졌습니다.

난청이 되기 쉬운 직업도 있다

직업상 귀에 대한 부하가 커서 난청이 되는 경우도 적지 않습니다.

B씨는 54세로 비올라 연주자였습니다. 비올라나 바이올린은 귀 바로 옆에서 소리가 납니다. B씨의 경우 매일 하는 연습이 소음 노출인 셈입니다. 소음 노출이란 '소음 속에 있는 것'을 말합니다. 물론 아름다운 음악을 '소음'이라고 평상시에는 말하지 않지만, 의학적으로는 '소음'입니다.

B씨는 알레르기성 비염도 있어 '이관 협착증'(221쪽)이라는 질환도 가지고 있었습니다. 그래서 잘 듣지 못했으며 이명도 있었습니다.

필자는 B씨에게 '아오아오 발성법'과 '하품귀 공기빼기법'을 매일 3회씩 하고 2주일에 1번 내원해서 통기법 치료를 받도록 지도했습니다.

그 결과 청력이 대폭 개선되었고 더불어 B씨가 고민하던 이명
도 거의 사라졌습니다.

B씨의 청력이 어느 정도 개선되었는지는 209쪽의 그래프를 보
면 알 수 있습니다.

폭파 작업으로 나빠진 귀가 반년 만에 회복

C씨는 발파기술자였습니다. 여러 현장에서 화약 폭파하는 것
이 업무였습니다. 55세가 된 지금은 내근직으로 옮겼지만 젊었을
때부터 늘 폭발음에 노출되어 있었기 때문에 '소음성 난청'이 되어
버렸습니다. 진찰할 때도 상당히 큰 소리로 말하지 않으면 대화를
할 수 없을 정도였습니다.

밖에서 매일 폭파 작업을 하던 시절에는 딱히 불편하거나 곤
란한 일을 겪지 않았습니다. 하지만 내근직으로 옮기면서 조용한
환경에서 업무를 하게 되자 자신이 다른 사람들과 달리 '일반적인
크기의 목소리가 들리지 않는다'는 사실을 알아차리게 되었습니
다. 업무상 대화에도 지장이 생길 정도여서 고민 끝에 필자의 병
원을 찾아왔습니다.

젊었을 때부터 소음에 노출되어 있었다면 귀는 금방 나아지지
않습니다. 그래도 C씨는 '하품귀 공기빼기법'과 '귀 마사지법'을 중

심으로 셀프 케어를 계속했습니다. 그 결과 반년이 채 되지 않아 직장에서의 의사소통도 무난히 할 수 있는 정도까지 회복되어 C 씨는 참 기뻐했습니다.

88세도 청력이 8dB 올랐다

　D씨는 88세로 미수(米壽)입니다. 고령이라서 그런지 약간 옹고집인데다 자신의 얘기를 거의 해 주지 않았습니다. 필자가 말을 걸어도 짧게 대답할 뿐이었습니다. 검사도 받으려고 하지 않았습니다. 난청만이 아니라 이명도 있을 것 같았지만 본인이 말을 하지 않았습니다.

　이명과 난청 리셋법을 실천하려면 치료에 대해 납득하고 '좋아지고 싶다'는 마음이 필요합니다. 이렇게 되려면 의사에게 마음을 열 필요가 있습니다. 필자는 끈기 있게 말을 걸었습니다. 지금 생각하면 그래도 월 2회나 내원했기 때문에 환자 본인도 들리지 않는 게 외로웠지 않았나 싶습니다.

　어느 순간부터 D씨가 조금씩 이야기하게 되었습니다. "오늘은 덥네요"라고 입을 떼더니 "귀가 습하고 가려워요"라며 귀의 고민도 털어놓게 되었습니다. 그때는 정말 기뻤습니다. D씨는 드디어 검사도 받게 되었습니다.

　D씨에게는 '하품귀 공기빼기법'과 '아오아오 발성법'을 일주일에 2~3번 하도록 권했습니다. 11개월이나 걸렸지만, 왼쪽 귀의 청력이 8데시벨까지 올랐습니다. 검사로 셀프 케어의 성과를 실감한 D씨는 의욕이 생겼습니다. 지금도 열심히 '하품귀 공기빼기법'을 실천하고 있습니다(D씨의 청력 변화는 210쪽 그래프 참조).

귀는 조금씩 나빠진다

　'소리가 잘 들리지 않는다' '말이 잘 안 들린다' 혹은 '전혀 들리지 않는다'는 증상을 '난청'이라고 합니다.

　필자가 매일 난청 환자를 진찰하며 실감하는 것은 '언제부터 어떻게 나빠졌는지' 모르는 환자가 참 많다는 점입니다.

　첫 문진 때 다음과 같은 대화를 합니다.

　필자 "언제부터 잘 안 들린다고 느끼셨습니까?"

　환자 "글쎄요, 한 10년 전 정도 된 것 같아요."

　필자 "10년 전이라고요?"

　환자 "아뇨, 더 전인 것 같아요. 아마 20년이나 30년 정도 전쯤…"

참 대략적인 시간 감각입니다. 하지만 난청 환자에게는 드문 일이 아니며 다들 정확하게는 언제부터인지 모릅니다.

이유는 난청이 나이를 먹으면서 발생하는 증상이기 때문입니다.

갑자기 안 들리게 되었다며 서둘러 병원에 간 사람도 사실 긴 세월 동안 조금씩 들리지 않게 된 것입니다. 아마 이상하다 싶었지만, 생활에 큰 지장이 없었거나 '잘 들리지 않는 귀'라고 치부하고 거기에 맞춰 생활했기 때문에 병원에 갈 적기를 놓치고 만 것입니다.

이런 식으로 **조금씩 나빠지는 것이 '노화로 인한 난청'**으로 자신도 모르는 사이에 잘 들리지 않게 되어 버렸다고 인식합니다.

이 책에서 다루는 것은 노화로 인한 난청, 이른바 노화성 난청입니다(노인성 난성이라고 하는 사람도 있지만, 필자는 고령자에게 실례라고 생각하기 때문에 이 말을 사용하지 않습니다).

'고령이니 어쩔 수 없다'는 의사의 거짓말

환자 본인이 변화를 알아차리지 못하고 적기를 놓친 노화성 난청은 사실 의사로서도 치료가 쉽지는 않습니다.

실제로 **"병원을 몇 곳이나 갔는데도 '노화 때문이라 어쩔 수 없다'는 말만 들었다. 다들 아무것도 해 주지 않았다"**고 포기한 사람도 있

습니다.

의사에게 "보청기를 사용할 수밖에 없습니다"라는 말만 듣고 치료다운 치료를 해 보지도 못하고 보청기를 구매하는 환자도 있습니다. 보청기로 만족하지도 못하고 그냥 '이런 거지 뭐'라고 포기하는 환자도 많습니다.

"고령이니 어쩔 수 없다"고 본인도 포기하고 가족도 "아버지, 최근 귀가 멀어진 것 같은데, 나이가 나이니 어쩔 수 없지"라고 포기합니다.

그렇게 쉽게 포기할 수 있나요? 사실은 힘들고 괴로우니까 필자의 병원에 찾아오는 거겠죠.

"몇십 년이나 남은 인생을 포기할 겁니까? 들리지 않아서 삶을 즐길 수 없는데, 그래도 좋습니까?" 이렇게 몇 번이나 환자에게 되묻습니다.

설사 **의사에게 "나이가 나이니까 어쩔 수 없습니다"라는 말을 듣더라도 포기하지 마세요.** 그럴 리 없습니다. 아직 시도할 만한 방법은 남아 있습니다. "나이가 나이니까 어쩔 수 없다"는 것은 의사로서 가장 부끄러워해야 하는 결론입니다.

난청을 개선해서 치매를 막는다

치료를 포기한 환자에게 꼭 전하고 싶은 것은 '**난청을 방치하면 지금보다 더 나빠질 뿐**'이라는 것입니다.

노화로 인해 진행하는 난청은 결코 저절로 회복되지 않습니다. 아니, 난청 대부분은 진행성이라서 점점 더 나빠질 뿐입니다. 노화성 난청은 조금씩 악화하기 때문에 변화를 알아차리기 어렵습니다. 그래도 5년이나 10년 간격으로 되돌아보면 확실히 진행하고 있는 것을 자각할 수 있을 겁니다.

난청이 치매와 얽혀 있는 경우도 많습니다. 난청을 방치했다가 치매도 진행된 케이스가 논문 등에서 다수 보고됩니다. 반대로 말하면 **난청을 개선하면 치매도 막을 수 있습니다.**

난청이 초기 단계일 때 이명과 난청 리셋법을 시작하면 아주 효율적입니다. 시작이 빠를수록 개선도 빨라집니다.

바꿔 말하면 오래 방치했다면 셀프 케어를 시작해도 개선 속도도 느리고 개선 정도도 약합니다. 그렇지만 하지 않는 것보다는 하는 편이 훨씬 낫습니다. 그 결과는 천지 차이입니다.

이 책을 읽고 있는 지금부터 시작하세요. 두 번 다시 '포기'라는 말을 하지 않게 될 것입니다.

지금보다 좋아진다!

노화로 인한 난청은 이명과 난청 리셋법으로 '개선된다'고 필자는 확신합니다.

물론 단시간에 가능한 것은 아닙니다. 방치한 기간이 길수록 개선에도 시간이 걸립니다. '난청 개선에 소요되는 기간은 방치 기간의 3배'라는 데이터도 있습니다. 그리고 안타깝지만 젊었을 때 청력으로는 돌아오지 않습니다.

그래도 지금보다는 반드시 개선됩니다. 스무 살 때 청력으로는 돌아갈 수 없어도 지금 나이의 70% 정도 나이 때로는 돌아갈 수 있습니다. 60세라면 42세 때의 청력으로 돌아갈 수 있습니다.

지금부터라도 가능합니다. 절대로 포기하지 마세요.

부모의 변화를 알아차리지 못했다

어느 환자분의 따님이 이런 이야기를 했습니다.

TV에서 홍수 뉴스가 보도되던 날, 어머니를 만나러 친정에 갔다고 합니다. 돌아가려고 현관문을 열자마자 빗소리가 굉음처럼 들렸습니다. 어두워서 밖이 잘 보이지 않았지만 엄청나게 쏟아붓고 있는 것만은 분명했습니다.

그런데 현관까지 마중 나온 어머니가 말했습니다.

"비가 그친 모양이네"

평소 대화하면서 어머니의 귀가 멀어졌다는 건 알고 있었지만, 이렇게 큰 소리가 들리지 않는다는 사실에 꽤 충격을 받았다고 합니다.

"그 외에 뭐가 안 들리는 걸까. 정원에 찾아온다고 좋아하던 작은 새의 소리도 들리지 않게 된 걸까. 집 근처를 걷고 있을 때 자전거 소리도…"

소중한 어머니의 세계가 아주 좁아졌다는 걸 실감하고 충격을 받고 집으로 돌아왔다고 합니다.

귀가 나빠지면 가족도 고민스럽고 슬퍼집니다.

부부의 대화가 줄고 집 분위기가 어두워졌다

공통된 취미가 TV 드라마 시청인 부부가 있었습니다. 각자 집에 돌아와서 저녁을 먹은 후 녹화해 놓은 드라마를 같이 보는 것이 하루의 즐거움 중 하나였습니다.

먼저 청력이 나빠진 쪽은 남편이었습니다. 드라마의 대사가 들리지 않아 "방금 뭐라고 했어?"라고 아내에게 묻거나 드라마의 전개를 오해하는 경우가 늘었습니다.

아내로서는 남편이 질문할 때마다 드라마를 일시 정지하는 게 귀찮아 "아까 이렇게 말했잖아. 안 들려?"라고 쏘아붙이는 경우가 늘었습니다. TV 볼륨이 너무 크다, 아니다 적당하다고 티격태격하는 횟수도 늘었습니다.

어느 날 저녁 식사 후를 기점으로 남편은 TV 앞 소파에 아내와 함께 앉는 것을 그만두었습니다. 그 대신 식탁에 앉아 책을 읽었습니다.

혼자서 드라마를 보던 아내는 그런 남편이 신경 쓰여 드라마에 집중할 수 없었습니다. 혼자서 보는 것보다도 남편과 함께 이러쿵저러쿵 얘기하면서 보는 편이 훨씬 즐거웠다는 것을 깨달았습니다. 드라마를 보면서도 마음속 어딘가가 쓸쓸해졌습니다.

가족끼리는 예의를 차리지 않으니까 '못 들었냐'고 대놓고 지적하거나 짜증을 내거나 화를 내기 십상입니다.

하지만 그런 말을 들은 사람은 '뭔가 말했다가는 화낼지도 모른다'는 생각이 들어 아무 말도 하지 않게 되거나 반대로 옹고집이 되기도 합니다. 참 괴롭죠.

자신도 몇십 년이 지나면 같은 상황이 된다는 점을 알아뒀으면 합니다. 그리고 '들리지 않는다'에 대한 이 책의 노력과 활동을 꼭 가족과 함께 공유하기를 바랍니다.

—— — (《 제**3**장 》) — ——

귀가 좋지 않은 것을
방치함으로써
즐거운 인생을
포기하는 것은 아깝다

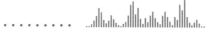

귀는 의사소통의 핵심,
생활의 질에 관련된 감각기관

장수를 원한다면 '건강한 귀'가 필수품

'인생 100세 시대'라고 합니다. 하지만 단지 오래 산다고 '행복' 할까요? 나답게, 즐겁게 사는 인생이 아니라면 오래 산들 무슨 의미가 있을까요.

필자는 노후에도 젊은이와 함께 낄낄거리며 웃으며 맛있는 것을 먹으며 보낼 생각입니다. 그런 인생을 위해 100세가 되어도 잘 들리는 '건강한 귀'를 유지하는 것이 필자의 목표입니다.

필자만이 아니라 필자의 가족, 친척, 친구, 지인, 환자가 모두 '건강한 귀'를 가지고 100세까지 살았으면 합니다. 이것이 큰 병원이나 대학병원이 아니라 '지역 주민들의 귀를 지키겠다'고 결심한 필자의 사명입니다.

장수를 원한다면 꼭 '건강한 귀'를 가지세요. 나답게 100세까지 살려면 이명이나 난청이 있어서는 안 됩니다.

왜냐면 **귀는 의사소통에 있어서 아주 중요한 역할을 하고 생활의 질을 좌우하는 감각기관이며, 여러분의 생명을 지키는 기관이기 때문**입니다.

나답게 100세를 살려면 귀를 소중히 여기세요. 그리고 자신의 이명과 난청을 제대로 알고 극복해야 합니다.

필자는 '귀'를 아주 복잡하고 심오한 기관이라고 생각합니다.

눈이 나쁜 사람은 보이지 않습니다.

다리가 아픈 사람은 걸을 수 없습니다.

귀가 나쁜 사람은 들리지 않습니다. 하지만 이것만으로 그치지 않습니다.

태어날 때부터 들리지 않는 사람은 입에 문제가 없어도 말을 할 수 없게 됩니다. 귀가 나쁜 사람은 '들리지 않는(농아)'뿐만 아니라 '말할 수 없다(벙어리)' 것입니다. 이것은 노화로 인한 난청에서도 비슷한 일이 발생하게 되는 것입니다.

귀는 말을 하기 위한 기관이기도 하기에 참으로 심오한 감각기관이라고 할 수 있습니다.

'듣기'와 '말하기'에 직결하는 귀는 '의사소통의 핵심'입니다. 그래서 가벼운 난청이라도 의사소통에 큰 영향을 줍니다.

귀가 건강하지 않은 사람은 가끔 엉뚱한 대답을 합니다. 제대로 들리지 않는데, 영업사원이 하는 말을 다 알아들었다는 듯 고개를 끄덕이다가 결국 원하지 않는 물건을 사게 되기도 합니다. 잘 들리지 않는데도 대답했다가 사기를 당하기도 합니다.

난청으로 인해 가족과 소원해진 82세 환자가 있었습니다. 이야기 상대가 없어 외로웠는데 마침 방문 판매 영업사원이 집을 찾아왔습니다. 오랜만에 이야기 상대가 되어 준 영업사원에게 미움을 받기 싫어서 잘 들리지 않아 이해를 못했는데도 영업사원이 좋아할 만한 대답을 했다고 합니다.

그 단계에서 가족이 이상함을 감지하고 아무래도 심한 난청일지도 모른다며 필자의 병원으로 데리고 왔습니다.

의사소통의 핵심이 제자리를 찾지 못해 제대로 의사소통할 수 없게 되면서 일어난 일입니다.

환자에게는 이명과 난청 리셋법을 권한 결과 2개월 정도로 가족과 의사소통할 수 있게 되었고 지금은 가족과 뭐든지 상담할 수 있는 사이가 되었습니다.

청력은 생활의 질에 직결되어 있다

귀는 '감각기관' 중 하나입니다. 감각기관은 외부의 자극을 청각, 시각, 후각, 미각 등을 사용해서 인식하기 위한 기관으로 다양한 감각을 관장합니다. 귀 외에 코, 귀, 혀, 피부 등이 있습니다.

귀만이 아니라 모든 감각기관이 인생을 변화시키고 '생활의 질 (QOL)'을 좌우합니다. 감각기관이 쇠퇴하면 생활의 질도 같이 쇠퇴합니다. 자신의 감각은 타인이 알 수 없습니다. 오직 자신만이 아는 중요한 느낌입니다.

실험적으로 1시간 정도 귀를 막고 지내보세요. 전혀 즐겁지 않을 것입니다.

TV를 봐도 소리가 들리지 않고 누가 말을 걸어도 이해할 수 없어 적당히 대답합니다. 그러면 대화가 이어지지 않고 상대방도 더 이상 말을 걸지 않습니다. 이쯤 되면 사람을 피해 혼자 있고 싶어집니다.

필자의 병원에 온 여성도 난청 때문에 고립되어 있었습니다. 환자는 78세 여성으로 가족도 없고 심각한 난청으로 사람의 말이 들리지 않아 누군가를 만나는 것이 싫어 집에만 있었습니다. 원래는 쾌활한 사람이었는데, 대화가 불가능해지면서 타인을 만나는 것조차 괴로워지면서 전혀 다른 성격으로 변해 버리고 말았다고 합니다.

필자의 지도로 이명과 난청 리셋법을 실천하고 2개월 후, 옛날의 밝고 사교적인 성격으로 돌아왔습니다.

귀는 단순히 듣는 기능만 있는 기관이 아닙니다. 의사소통의 핵심이며 드라마나 음악을 즐길 때도 필요합니다. **귀가 건강해야 오해가 적어지고 인간관계도 좋아지고 생활이 즐거워집니다.** 우리가 생활의 질을 유지하는 것은 귀 덕분이라고 해도 과언이 아닙니다.

위험으로부터 자신을 지키는 '신체 경비원'

좀 무서운 이야기를 하겠습니다.

귀가 건강하지 않으면 생명이 위험해집니다.

귀는 좌우에 하나씩 있어서 뒤에서 소리가 났을 때 어느 쪽에서 들리는지 알 수 있습니다. 소리가 들리는 방향에서 거리와 소리의 정체를 분석해 뇌에 전달하기도 합니다.

뒤에서 날고 있는 벌레를 알아차리고 손으로 쫓는 것도 가능합니다. 이것을 '입체 청각'이라고 합니다.

그런데 한쪽 귀가 난청이 되면 들리지 않는 쪽에서 물건이 쓰러져도 알아차리지 못합니다. "위험해!"라는 소리도 듣지 못합니다.

양쪽이 난청이 되면 차가 가까이 와도 모릅니다. 자전거의 벨소리가 들리지 않아 사고를 당할 수도 있습니다. 기상청이 발령하는 '긴급속보'도 들리지 않으므로 대피도 할 수 없습니다.

주방에서 끓고 있는 소리가 들리지 않아 냄비를 태우거나 연기가 날 때까지 모를 수 있습니다.

범죄 피해자가 될 수도 있습니다.

도둑이 집에 사람이 있는지 없는지 알아보려고 현관 벨을 누릅니다. 소리가 들리지 않는 탓에 반응하지 않으면 도둑은 집에 아무도 없다고 생각해 안으로 들어옵니다. 현관에서 열쇠를 따는 소리가 들리지 않아 도둑이 들어와도 알 수 없습니다. 그렇게 들어온 도둑은 집에 사람이 있는 걸 알고 당황한 나머지 폭행 등을 저지를 수도 있습니다.

모두 너무나 위험한 상황입니다. **난청이 진행하면 위험을 알아차리는 것이 늦어지고 '위험 감지 능력'이 급격하게 떨어집니다.**

극단적인 이야기지만 귀가 건강하지 않으면 목숨이 위태롭습니다. 귀는 다가오는 위험을 알아차리고 몸을 지키는 경비원 역할도 합니다.

이어폰이 귀의 '헛소리'를 하고 있다

사람의 몸을 자동차에 비교해 봅시다. 자동차 엔진은 인간의 몸 어디에 해당할까요? 아마 '심장'이라고 답하는 사람이 많을 것입니다. 맞습니다. 하지만 나는 평소에 '사람을 움직이게 만드는 엔진은 귀'라고 주장하고 있습니다.

소리가 들리면 사람은 어떤 행동을 취합니다. 응답하거나 밖으로 나가거나 움직입니다. 즉 들리는 소리에 사람을 움직이게 만드는 원동력입니다.

얼굴 양옆에 탑재된 엔진은 아주 정교하고 고성능이지만 시간이 지날수록 점점 열화되는 것은 어쩔 수 없습니다. 자동차 엔진도 마찬가지입니다.

자동차에 대미지를 주는 것은 공회전입니다. 물론 공회전을 한다고 해서 차가 금방 망가지지는 않습니다. 하지만 거의 매일 공회전을 하면 엔진 수명은 짧아집니다.

사실 **여러분도 자신도 모르게 귀에 공회전 같은 일을 하고** 있을지도 모릅니다.

예를 들자면 '이어폰'입니다. 귀에 꽂는 타입의 이어폰이 아니면 음악을 듣는 느낌이 들지 않는다는 사람이 많지만 이런 식으로 음악을 듣는 것은 그야말로 엔진의 공회전이나 다름없습니다.

신체의 엔진이 상처를 입고 결국에는 '소음성 난청'이 됩니다. '청각 신경'이 마모되기 때문입니다.

자동차 엔진과 마찬가지로 몸의 엔진에도 유지보수 관리가 필요합니다. 그러나 열심히 뭔가를 해야 하는 것이 아니라 공회전과 같은 행위를 하지 않고 적절하게만 움직이기만 하면 됩니다.

구체적으로 말하면, 이명과 난청 리셋법을 실행하거나, 비타민 B군이 풍부하게 포함되어 있는 식품을 먹거나, 음악 등을 큰 소리로 장시간 듣지 않도록 하는 것이, 자동차라면 엔진을 비우지 않는 것이 됩니다. 귀는 '자신을 지키는 신체의 엔진'이라고 생각하고, 매일 귀를 소중히 여겨 주셨으면 합니다.

귀를 보면 멘탈이나 생활 습관을 알 수 있다

귀는 여러분의 멘탈과 생활 습관 그리고 경제 상황을 반영하는 '거울'이기도 합니다.

연간 8천여 명의 귀를 진찰하면서 경제적으로 여유가 없는 사람, 몸가짐에 신경 쓰지 않는 사람, 보살핌을 받지 못하는 아이의 귀는 대체로 지저분하다는 사실을 알게 되었습니다.

통계조사를 한 것은 아니지만 20년 이상 이비인후과 의사로 귀를 계속 봐온 경험과 8년간 필리핀 빈민가에서 자원봉사를 한 경험에서 우러난 분석입니다.

필리핀 빈민가에는 귀를 청소하는 습관이 없습니다. 그래서 귀지가 딱딱하게 굳어 고막을 관통하고 있는 아이가 많습니다. 고막에 충격이 가해져 상당히 아플 텐데도 쓰레기 속을 맨발로 걷는 아이들이라서 상처나 통증에 익숙한지 아프다고 호소하는 아이가 별로 없습니다.

빈민가 사람들은 경제, 교육, 위생 측면에서 다양한 문제를 안고 있습니다. 귀, 코, 목의 건강을 경시하는 그들의 귀를 볼 때마다 귀가 다양한 문제를 반영하는 거울이라는 점을 통감합니다.

외부에서는 보이지 않는 귓속이지만 실은 많은 것을 반영하고 있습니다. **자기 방임이 계속되면 그 영향은 귓속에 고스란히 남습니다.**

'귀도 피곤하다'는 것을 알아주세요

눈을 혹사하다 보면 '눈이 피곤하다'는 것을 실감할 것입니다. 그래서 '피로한 눈'이라는 말도 있습니다.

하지만 귀를 혹사한다고 해도 '귀가 피곤하다'는 말은 잘하지 않습니다. **'피로한 귀'라는 말은 잘 사용하지 않습니다.**

그리고 귀의 피로는 '들리는 방법'에 크게 영향을 줍니다. 이명의 원인이 되기도 합니다. 귀는 피곤하다고 눈처럼 감을 수조차 없습니다. 그래서 귀가 피곤해지지 않도록 잘 보듬어 줘야 합니다. 제4장에서 피로가 쌓인 귀가 되지 않는 방법을 소개할 예정이지만 일단 다음 내용도 알아 두세요.

1. TV(드라마) 시청이나 회의용 헤드셋 사용은 2시간 이상 사용하지 않는다. 사용한 후에는 휴식을 취한다.
2. 이어폰은 1회 1시간 이내. 볼륨은 반드시 줄인다.
3. 이어폰의 노이즈 캔슬링 기능을 장시간 사용하지 않는다.
4. 공장이나 공사 현장 등에서는 가능한 귀마개를 착용한다.
5. 노래방이나 콘서트에서는 전용 라이브용 귀마개를 착용한다.

매일의 생활을 살펴보고 해당하는 항목이 있다면, 귀가 피곤하지 않도록 신경 쓰세요.

귀도 피곤합니다

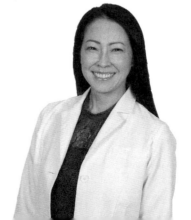

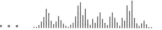

귀가 멀어지면,
이렇게 불편함이 늘어난다

귀가 잘 들리지 않는 것만으로 생활은 매우 불편해진다

귀가 건강하지 않아서 결국 생명에까지 영향을 미치는 경우를 살펴봤습니다. 그런 사태가 일어나지 않더라도 **귀가 건강하지 않으면, 일상생활에서 불편함이 큽니다.** 하지만 직접 겪어보지 않으면 모르는 불편함도 정말 많습니다.

예를 들면 전자음입니다. 고령이 되면 전자음이 잘 들리지 않습니다. 전자레인지의 '데우기가 끝났습니다'라는 소리도, 냉장고의 '문이 열려 있습니다'라는 경고음도 잘 들리지 않습니다. 그래서 전자레인지에서 뭔가를 데우고는 다음 날까지 잊어버렸다거나 냉동고 문이 다음 날 아침까지 열려 있다가 아이스크림이 다 녹아

버렸다거나 하는 등 어처구니없는 일이 참 많이 일어납니다.

낮에는 보청기를 끼고 있지만 잘 때는 빼기 때문에 자명종 소리도 새소리도 들리지 않습니다. 계속 조용해서 아침에 일어나지 못합니다.

당연한 말이지만 잘 들리지 않으면 의사소통이 원활하지 않습니다.

의사소통이 잘 안 되니까 사람과 만나서 대화를 나누는 것이 두려워집니다. 자신의 의사와 희망을 전달할 수 없습니다. 쇼핑하러 가서도 상대방의 말을 단편적으로 이해하니까 정말로 자신에게 필요한 것을 고를 수 없습니다. 어쩔 수 없이 대충 사서 오게 됩니다.

많은 사람이 '남에게 들키기 싫다'고 생각합니다. 그래서 난청이 시작된 사람은 주변 사람들과의 의사소통을 피하려고 합니다. **자신이 대화를 피하면 상대방도 대화를 시도하지 않게 됩니다.** 이렇게 악순환이 시작됩니다.

들리지 않으면 수다를 떨 수 없게 된다

난청이 심해지면 전화도 할 수 없게 됩니다. 누군가가 방문하거나 자신이 방문하지 않는 한 대화를 나눌 수도 없게 됩니다. 만나고 싶어도 전화로 '만나고 싶다'고 전할 수도 없습니다. 또 약속 장소나 시간을 제대로 들었는지 알 수 없어서 불안해하는 환자도 많습니다.

영화도 대사가 잘 들리지 않아서 즐길 수 없게 됩니다. 예전처럼 외출이 즐겁지 않습니다.

이 상황이 심해지면 사람과 만나는 것 자체가 고통이 됩니다. 71세의 환자는 친구들이 많았고 다 같이 차를 마시거나 취미 활동도 자주 했습니다. 그런데 점점 난청이 심해져 다 같이 모여서 이야기하는데도 대화가 들리지 않았고 전화하면서도 몇 번이나 되묻게 되었다고 합니다.

친구들이 '혹시 치매가 왔나'라고 생각하는 것 같아 점점 안 만나게 되었고 그 후에는 대부분 시간을 집에서 보내게 되었습니다. 지금까지 즐거웠던 일이 고통이 되어 버린 것입니다.

이명과 난청 리셋법을 2개월 동안 계속한 환자는 이전처럼 사람과 만나는 것이 즐거워졌고 매일 같이 친구들과 노래방에도 가며 인생을 즐기고 있습니다.

귀 때문에 식사의 즐거움도 줄어든다

식사조차 즐거워지지 않는 경우도 있습니다.

난청이 되면 '자신이 음식을 씹는 소리가 시끄럽다'고 호소하기도 합니다. 귀를 손가락으로 막고 먹어 보면 알 수 있습니다. 입안에서는 턱을 움직일 때 소리, 음식을 '씹는 소리' 등 다양한 소리가 납니다. 난청인 사람은 이런 입안의 소리가 시끄럽게 느껴집니다. 식사 때 보청기를 빼는 사람이 있는데, 이런 이유에서입니다.

식사는 단지 영양을 공급하기 위한 것이 아닙니다. 맛있는 것을 먹으면 행복해지고 마음이 풍요로워집니다. 나이를 먹으면 먹는 행위 자체가 재활 훈련이 되기도 합니다. 씹는 소리가 시끄러워서 식사를 빨리 끝내 버리면 식사의 즐거움이 줄어듭니다.

병에 걸리기 쉬워진다

식사를 즐기지 못하면 먹는 양이 줄고 몸도 약해집니다.

씹는 소리가 시끄러우면 씹지 않고 그냥 삼킵니다. 그러면 잘못 삼킬 위험도 있고 소화가 잘되지 않으므로 위장(胃腸)에 부담이 됩니다.

사람과 만나거나 영화를 보는 것이 즐겁지 않다고 외출하지 않으면 다리와 허리가 약해집니다.

그것만이 아닙니다. 귀가 나쁘면 치매, 우울증, 불면증이 될 우려가 있습니다. 거의 들리지 않게 된 사람이나 완전히 들리지 않는 '고도 난청(高度難聽)'인 사람은 **외부 자극이 없는 상태이므로 치매와 우울증이 급속도로 진행**됩니다. 실제로 노년기 초반의 우울증 환자 중에는 '잘 들리지 않는' 사람이 굉장히 많습니다.

귀가 나쁜 사람은 고집이 세지는 이유가 있다

귀가 나빠지면 고집이 세지는 사람이 있습니다. 치매 초기에도 고집을 부리는 사람이 많은데, 참 비슷합니다.

회사의 건강검진에서 알게 되었거나 가족에게 'TV 소리가 크다'고 지적받는 등 타인으로부터 지적받아서 이비인후과를 찾은 난청인 사람은 대체로 고집이 세고 말이 없습니다.

난청이 진행되면 고집이 세지는 것은 왜일까요.

본인은 자신이 난청인 걸 압니다. 조금씩 진행하는 것도 약간은 느끼고 있습니다. 하지만 타인으로부터 '들리지 않는다'는 걸 지적받고 싶어 하지 않습니다. '들리지 않아서 엉뚱한 대답을 한다'는 취급을 받고 싶지 않아서입니다.

자신도 확실히 인정하고 싶지 않은 심리가 작동합니다. 들린다, 들리지 않는다는 본인만 아는 감각이므로 '자신이 인정하지 않으니, 병이 아니다'고 착각하는 경향이 있습니다. 이것이 감각기관 질환 진단이 어려운 부분입니다.

'아무래도 난청인 것 같다'는 자각이 있을수록 인정하고 싶지 않다는 역설적인 심리가 작용합니다. 물론 조금씩 진행하고 있다는 사실도 인정하고 싶지 않아 합니다.

원래 고집이 세고 말이 없었던 사람도 있겠지만, 사람들은 대부분 **'제대로 의사소통을 할 수 없게 되었다'는 사실을 인정하고 싶지 않아서 고집**을 부립니다. 도움을 주려는 주변 사람들과도 사이가 멀어져 점점 더 고립되어 버립니다.

귀의 결함은 주위 사람들이 알아보기 힘들다

눈에 장애가 있는 사람은 지팡이를 짚고 다니면서 '보이지 않는다'는 사실을 주변 사람들에게 알립니다. 하지만 귀가 건강하지 않은 사람은 그런 도구가 없습니다. **들리지 않는 탓에 불러도 알아차리지 못하니까 다른 사람들은 자기가 무시당한다고 오해해 '무례한 사람'으로 취급**하기도 합니다.

근시인 사람이 "맨눈 시력은 0.1이야"라고 말하면 눈이 나쁘구나 이해해 줍니다. "혈압이 200이야"라고 하면 고혈압이라 염분을 조심하는구나 이해해 줍니다. 그런데 "잘 들리지 않는다"는 사실은 잘 전달되지 않습니다. 난청이 꽤 진행되어 동문서답을 하고 목소리가 커지면 "아, 청력이 안 좋구나"라고 주변 사람들도 압니다. 하지만 약간 안 들린다는 정도로 숨기고 있다면 아무도 어려움이나 불편함을 이해해 주지 않습니다.

이명도 본인만이 느끼는 증상이기 때문에 다른 사람은 이해하기 어려운 것입니다. 증상이 나타나는 방식도 실로 다양하기 때문에 의사조차 원인을 파악하기 어렵습니다. 그래서 주위에서 괴로움을 좀처럼 알아주지 않습니다.

지금의 사회는 귀가 나쁜 사람에게 상냥하지 않다

고령화 사회라고는 하지만 사회는 여전히 고령자에게 친절하지 않습니다.

예를 들면 각종 전자음입니다. 젊은 사람에게만 들리는 '모스키토음'이라는 말을 들은 적이 있을 것입니다. **나이를 먹으면 누구나 고음(전자음, 금속음)이 잘 들리지 않게 됩니다.** 노화성 난청도 대체로 높은 소리(8,000Hz)에서 발생합니다.

요즘에는 가전의 작동을 다양한 알림 소리로 알려줘서 참 편리합니다.

그런데 삐-삐-하는 전자음은 고음을 중심으로 난청이 진행된 사람에게는 잘 들리지 않는 음역입니다. 전자레인지에 음식을 데우던 것을 잊는다든가, 냉장고 문을 열어둔다든가 하는 경우도 나이가 들수록 많아집니다. 고령자에게 잘 들리지 않는 가전 경고음이 많다는 점은 참 아이러니합니다.

'귀 나이'에 맞춰 전자음의 높이를 조절할 수 있는 기능이 가전에 있으면 좋겠지만 안타깝게도 그런 기능은 아직 없습니다(이 책을 읽는 업체 관계자는 꼭 검토해 주셨으면 합니다).

안타깝게도 지금 사회는 나이를 먹어 귀의 기능이 떨어진 사람에게 그다지 친절하지 않습니다.

난청 환자에게 들은 말이 기억에 남습니다.

"선생님, 제가 너무 오래 살았나 봅니다."

귀의 결함은 주변 사람들이
알기 어렵습니다

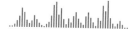

'귀의 건강 수명'을
유지하는 방법

여러분의 난청은 어느 정도인가

난청의 정도는 '들리는 소리의 크기'를 기준으로 레벨을 나누고 있습니다.

예를 들면 작은 소리나 소음이 나는 곳에서의 대화가 잘 들리지 않는 수준이라면 '경도 난청', 꽤 큰 소리라도 들리지 않으면 '고도 난청', 보청기를 착용해도 잘 안 들리면 '중증도 난청'입니다.

인생 100세 시대, 누구나 반드시 '난청'이 된다

나이를 먹으면 몸 곳곳이 노화합니다. 일본인의 평균 수명은

청력(데시벨)과 난청의 정도

20 데시벨 이하	**정상**	
21~40 데시벨	**경도 난청**	소음이 있으면 대화가 잘 안 들린다.
41~55 데시벨	**경중도 난청**	1.5m 이상 떨어지면 종종 잘 안 들린다.
56~70 데시벨	**중고도 난청**	큰 목소리로 말해도 전혀 들리지 않는다.
71~90 데시벨	**고도 난청**	귀에서 30cm 떨어진 곳에서 큰 목소리로 말해도 잘 안 들린다.
91 데시벨 이상	**중증도 난청**	거의 안 들린다.

전 세계 상위를 차지하지만, 수발 없이 살 수 있는 기간(이른바 '건강 수명')은 평균 수명보다도 10년 정도 짧다는 데이터가 있습니다. '100세까지 산다'와 '100세까지 건강하게 산다'는 다릅니다.

몸과 마찬가지로 귀도 반드시 노화합니다. 나이를 먹으면 누구나 점점 잘 들리지 않게 됩니다. 이것이 '노화성 난청'입니다.

우리의 DNA에는 '몇 살까지 사는가' '눈, 코, 귀가 언제까지 건강할까' 등 모든 것이 다 적혀 있습니다. 그렇다고 해도 공기가 나쁜 곳에 계속해서 산다면 폐의 수명은 줄어들고 바이러스가 들어와 치명적인 감염증에 걸리는 경우도 있고 암에 걸리기도 합니다.

다양한 원인으로 인해 우리는 조심하며 생활하고 건강검진을 받고 병원에도 갑니다.

DNA에는 '귀의 수명'도 적혀 있습니다. 귀의 노화는 막을 수 없습니다. 거기다 장수할수록 귀의 노화도 진행됩니다. 따라서 방치하면 언젠가는 누구나 노화성 난청이 됩니다.

귀를 혹사하면 귀의 수명이 단축됩니다. 조기에 노화성 난청 증세가 생기면 귀가 건강하지 않은 상태로 노후를 보내게 됩니다. 반대로 셀프 케어를 제대로 하면 난청을 지연시킬 수 있고 노화성 난청 이전 상태로 되돌리는 일도 가능합니다.

이명과 난청 리셋법은 시기가 빠를수록 효과가 있습니다. 지금부터 귀를 보호할 수 있다면 밝은 미래가 여러분을 기다리고 있을 겁니다.

쇠퇴한 청력을 리셋하다

몸의 여기저기에서 노화가 진행되지만 모두 서서히 쇠퇴하므로 우리는 노화로 인한 불편함에 차츰 익숙해집니다. 사람들은 대부분 눈이 쇠퇴하면 안과에 가서 백내장 수술을 받습니다.

그런데 귀가 쇠퇴해도 이비인후과를 찾아와 상담하는 사람은 적습니다. 눈도 귀도 소중한 감각기관인데, 왜 이렇게 대우가 다를까요?

서서히 쇠약해지고 서서히 불편해지는 것을 '어쩐지 눈치채고 있는' 사람은 '어쩐지 익숙해져 버리는' 법입니다.

실제로 생활의 질이 상당히 떨어져 있는데도 "고령이라서 그런 거지"라며 포기합니다.

난청은 대체로 50대에 시작되며 60대 이후에 증상이 본격적으로 나타나 고민하기 시작합니다. 그래서 **난청이 이미 50대에 시작됐는데, 이비인후과에는 60대 중반 정도가 되어서 오는 경우가 대부분**입니다. 참 안타까운 일입니다.

사실 이렇게 된 데에는 이비인후과 의사의 홍보 부족도 원인입니다. 하지만 귀의 경우 안과의 각막 이식이나 백내장 수술과 같은 극적인 치료법이 없다는 점도 큰 요인입니다. '인공 와우'를 이식하는 수술이 있기는 하지만 완벽하지도 않고 백내장 수술처럼 보급

되어 있지 않습니다.

극적인 치료법이 없기에 셀프 케어가 필요합니다. 1장에서 소개한 리셋법을 실천해 서서히 쇠퇴한 청력을 되찾읍시다.

자각증상이 없는 사람에게도 추천

이 책은 난청인 사람을 위해 썼습니다. 젊었을 때의 청력으로 되돌리는 건 어렵지만 어느 정도는 반드시 회복됩니다. 그리고 이명과 난청 리셋법은 아직 **귀 노화의 자각증상이 없는 사람에게도 추천하고 싶은 방법**입니다. 오히려 젊은 사람이 열심히 해 줬으면 좋겠습니다.

왜냐면 귀를 방치하면 누구라도 난청이 될 수 있기 때문입니다. DNA에 적힌 난청을 향해 인간 세포는 반드시 노화합니다.

하지만 이명과 난청 리셋법으로 셀프 케어를 하면 노화라는 큰 흐름을 막을 수 있습니다. 이미 진행한 난청을 리셋할 수 있습니다. 젊었을 때 스킨 케어를 게을리하면 피부 노화가 빨라집니다.

난청이 아닌 사람이 하면 난청 예방도 되고 증세 발생도 늦출 수 있습니다.

그러므로 하루라도 빨리 리셋법을 시작해서 하루라도 오래 계속했으면 하는 바람입니다.

((《 제4장 》))

이명과 난청 리셋법의 효과를
상승시키는 방법

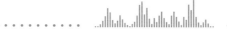

귀의 트러블을 개선하는 '이명과 난청 리셋 식사법'

비타민B$_{12}$로 속귀의 혈류를 촉진한다

여기서부터는 이명과 난청 리셋법의 효과를 상승 또는 유지하기 위해 알아두면 좋은 생활 속 지혜를 알려드리겠습니다.

거의 대다수의 이비인후과 의사가 난청에 처방하는 '메치코발(Methycobal)'이라는 약이 있습니다. 이 약의 유효 성분은 비타민 B$_{12}$입니다.

비타민 B$_{12}$는 속귀[內耳(내이)], 기능을 개선합니다.

세포의 발육과 기능을 정상적으로 유지하고 특히 혈액을 만드는데, 빠질 수 없는 성분입니다. 신경에도 중요한 역할을 합니다.

비타민 B$_{12}$가 부족하면 말초신경이 제 역할을 못하고 이명이나 난청이 발생하기 쉬워집니다.

따라서 의사는 이명, 난청, 어지럼증 등 신경 장애가 의심되면 메치코발을 처방합니다. 옛날부터 있었던 약으로 금방 효과가 나타나지는 않지만, 부작용의 걱정도 없습니다.

'비타민 B12'는 영양소라서 식품으로 섭취할 수 있습니다. **바지락이나 모시조개 등 조개류**에 많으며 **꽁치, 정어리 등의 등푸른생선, 소고기, 돼지고기, 닭고기의 간, 달걀이나 치즈**에도 많이 함유되어 있습니다. **김**에도 약간 함유되어 있습니다.

비타민 B1과 아연도 귀에 좋은 영양소

비타민 B12만이 아니라 비타민 B군은 귀의 건강을 위해서라도 적극적으로 섭취했으면 하는 영양소입니다.

비타민 B1은 말초신경이나 중추신경에 좋으므로 적극적으로 섭취하세요. 비타민 B1은 **돼지고기, 대두, 참깨, 현미, 장어**에 많이 함유되어 있습니다.

아연은 속귀의 와우(蝸牛)에 많이 함유된 영양소이므로 부족하면 안 됩니다. 아연이 많이 함유된 먹거리로는 **굴, 멸치, 소고기,**

돼지고기의 간, 미역 등입니다. 참고로 체내 아연 수치가 내려가면 미각 장애가 발생합니다.

또한 영양소는 아니지만, 혈액 순환을 방해하지 않기 위해 '수분'은 잘 채워주세요.

귀에 좋지 않은 음식

앞서 전음성 난청을 개선하려면 '혈행을 좋게 하라'고 말했습니다. 즉 혈관 및 혈액에 좋지 않은 먹거리는 귀에도 좋지 않습니다. **당분, 염분, 유분은 모두 우리 몸에 필요한 요소지만 지나치게 섭취하면 혈관 장애를 일으키고 혈행이 나빠집니다.**

먹거리에 함유된 영양소는 모두 혈액을 통해 전신 세포에 전달됩니다. 귀의 세포도 마찬가지이므로 혈액을 통해 귀에 좋은 영양을 섭취하세요. 단 폭음, 폭식은 금물입니다. 귀에 좋지 않습니다.

귀의 마사지를 지도한 환자로부터 "술을 마시면 귀가 빨개지는데 귀의 혈행이 좋아졌다는 거죠? 술은 귀에 좋죠?"라는 질문을 받은 적이 있습니다. 안타깝게도 아닙니다. **귓속 점막은 알코올로 붓기 때문에 오히려 역효과**입니다.

이명이나 어지럼증에는 잎새버섯, 바나나, 탄산수를 추천

이명이나 어지럼증에 좋은 효과를 기대할 수 있는 먹거리도 얘기해 두겠습니다.

이명에 처방하는 '스토민(STOMIN)'이라는 약은 니코틴산아미드(비타민 B_3이나 나이아신이라고도 부릅니다)과 파파베린(평활근에 작용해서 혈관을 확장합니다)을 배합한 약제입니다. 식재료 중에서는 **잎새버섯과 바나나**에 비타민 B_3가 많이 함유되어 있습니다. 오후 3시에 간식으로는 바나나를 추천합니다.

귀로 인한 회전성 어지럼증에 처방되는 '베타히스틴메실(BETAHISTINE MESILATE)'라는 약제는 베이킹파우더나 탄산수 같은 것입니다. 어지럼증이 일어날 것 같은 날에는 점심 식사로 **탄산수와 찐빵**을 추천합니다.

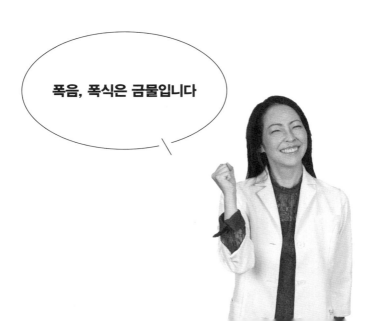

폭음, 폭식은 금물입니다

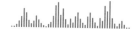

한약도 이명, 난청에 꽤 효과적

서양의학과 동양의학의 좋은 점만 취한다

필자는 서양의학을 배우고 병원을 개업했습니다. 하지만 나는 '한방의(漢方醫)'이기도 합니다. **동양의학에는 동양의학만의 장점이 있습니다.**

실제로 내가 대학병원에 근무하고 있었을 때 일입니다. 수술 후 일주일 정도 입원하면 상처가 다 나아도 체력이 떨어져 몸을 움직이지 못하는 환자가 많았습니다. 그런 환자에게 한약을 처방하면 체력이 서서히 회복됩니다. 그때 한약의 효능을 실감했습니다.

여러분도 생강을 먹고 몸이 따뜻해지는 경험을 했을 것입니다.

실천해 봐야 비로소 이해되는 부분이 동양의학에는 있습니다.

'뭐든지 자연 지향' '무조건 한약이 좋다'는 생각에는 고개를 갸웃
해도, 환자에게는 사실 **병원에 다니는 것 외에도 가능한 일이 많다**
고 말합니다.

한약으로 대표되는 동양의학의 토대는 '수(水), 기(氣), 혈(血)
을 순환시킨다'라는 개념입니다.

엄선! 이명과 난청에 좋은 한약

이명과 난청에 좋은 한약(생약)을 소개합니다. 이외에도 효과적
인 한약이 많으나 특히 추천하는 것만 엄선했습니다.

우차신기환(牛車腎氣丸)

신경계에 효과가 있습니다. **이명이나 감음성 난청**에 사용할 수
있습니다.

팔미지황환(八味地黃丸) 인삼탕(人蔘湯)

자양강장제이므로 체력이 떨어진 고령자에게 주로 사용합니다.
신경계에 효과가 있지만, 세포 전체에도 활력을 부여합니다. **이명
이나 감음성 난청**에 사용할 수 있습니다.

시령탕(柴苓湯)

수분의 순환을 개선합니다. **전음성 난청**으로 내이(內耳)의 림프액이 흐르지 않고 고여 있다면, 시령탕이 림프액을 흘려보내 줍니다. 어지럼증에도 효과가 있습니다.

칠물강하탕(七物降下湯)

고혈압인 사람의 **이명**에 주로 사용합니다. 혈압을 내리고 이명을 개선합니다.

또 한약은 한자로도 표기하는데 글자 한 자 한 자가 '약의 성분'을 나타냅니다. 회사에 따라 성분과 양이 다를 때도 있지만 대체로 동일합니다. 그래서 한약은 이름을 보면 거의 모든 성분을 알 수 있습니다. 참고로 **동일한 한자를 사용하는 약은 같이 쓰면 안 됩니다.**

한약은 자신의 증상에 따라 처방한다

필자는 한약도 적극적으로 처방합니다.
물론 환자의 난청 종류와 경향을 고려해서 한약재를 선택합니다. 예를 들어 난청의 원인이 호르몬의 불균형 때문이라면 그와 관련된 한약을 사용합니다.

갱년기인 사람이 '마치 소리에 안개가 낀 것처럼 잘 들리지 않을 때'는 열감이 원인인 경우가 많습니다. 여성 호르몬이 줄고 있어서 갑자기 땀이 나기도 하고 쉽게 붓고 이관(耳管)의 점막까지 부어서 잘 들리지 않게 됩니다.

이 경우 저용량의 여성 호르몬제도 효과가 있지만, 한약으로는 여성을 위한 3대 한약인 **당귀작약산(當歸芍藥散), 가미소요산(加味逍遙散), 계지복령환(桂枝茯苓丸)**을 처방합니다.

치매기가 있는 사람에게는 억간산(抑肝散)을 사용합니다. 뇌(腦) 신경을 활성화하는 약이지만 청력 신경은 뇌 신경 중 하나이므로 효과를 기대할 수 있습니다.

한약이라도 이비인후과 의사에게 처방받으면 보험이 적용됩니다.
한약을 처방하지 않는 이비인후과 의사가 아직 많아 안타깝습니다. 의사가 처방하지 않는다면 한약에 사용되는 생강이나 박하(민트의 일종)를 적극적으로 섭취합시다. 무농약 레몬, 오렌지, 귤 등의 껍질을 마멀레이드로 먹는 것도 좋습니다.

한약을 복용하기 전에 먼저 자신이 어떤 종류의 난청인지 이비인후과에서 검사받고 내용을 이해하세요. 기본적으로는 의사와 상담한 후 섭취하는 것이 좋습니다.

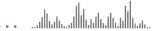

귀의 온활(溫滑)도 이명과 난청의 개선을 돕는다

가을과 겨울은 귀마개를 사용

이명과 난청 리셋법의 효과 중 하나로 '혈류를 좋게 하고 청각 신경에 영양을 공급한다'고 소개했습니다.

혈류라고 하면 '몸을 따뜻하게 해서 기초체온을 올려 몸 상태를 개선한다'가 떠오릅니다.

손발, 배, 목덜미는 차가워지지 않도록 신경 쓰는 사람이 많습니다. 하지만 귀는 어떻습니까?

가을과 겨울은 귀에 문제가 많이 생기는 계절입니다. 이것도 혈류와 관련이 있습니다. 그러므로 가을과 겨울에 외출할 때는 귀도 방한해 줍니다.

스키장에서 사용하는 귀마개나 귀까지 덮을 수 있는 모자 등 어떤 스타일이든 상관없습니다. 이런 방한구는 100엔 숍에서도 살 수 있습니다.

따뜻한 수건으로 목뒤를 찜질한다

목뒤를 따뜻하게 하세요. 코의 온열요법(75쪽)과 같이 물에 적신 수건을 전자레인지로 데워서 목과 등이 이어지는 부분에 대고 찜질합니다.

이발소나 미용실에 가면 목뒤 쪽에 뜨거운 수건을 올려 주곤 합니다. 이는 귀에도 아주 좋습니다. 목뒤 쪽에는 귀와 뇌로 이어지는 추골뇌저동맥(椎骨腦底動脈)이라는 굵은 혈관이 지나고 있기 때문입니다.

목뒤 쪽을 찜질한 후 '귀 마사지법'을 하면 완벽합니다.

쌀쌀한 계절뿐만 아니라 여름에도 에어컨 때문에 의외로 몸이 차가워지고 있습니다.

계절에 관계없이 꼭 시도해 보세요.

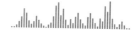

귀를 피곤하게 만드는 소리는 가능한 피한다

귀는 큰 소리에 지치고 약해진다

큰 소리가 끊이지 않는 환경에서 생활하면 귀가 피곤해집니다. 큰 소리는 물론이지만 가벼운 음악이라도 계속 듣고 있으면 피곤해집니다. 귀의 피로는 '들리는 정도'에도 큰 영향을 미칩니다.

자주 노래방에 가거나 음악을 크게 트는 가게나 공사 현장에서 일하는 경우 장시간 큰 소리에 노출됩니다. **이러한 상태를 소음 노출이라고 하며 이는 귀에 큰 부담**을 줍니다.

불쾌한 느낌을 주는 소리라도 음량이 작으면 문제가 안 됩니다. 반대로 아무리 깨끗한 소리라도 음량이 크면 귀에는 소음입니다.

실제로 집에 난청인 사람이 있으면 가족이 소음에 노출됩니다. 난청인 사람과 대화할 때 필연적으로 목소리가 커지고 함께 TV를 볼 땐 소리를 크게 해야 합니다. 그렇게 지내다 보면 오랜 기간 소음에 노출됩니다.

필자는 가수로서도 활동하고 있습니다. 녹음 스튜디오에 있으면 정말 몸도 신경도 '소리'로 피곤해집니다. 음악계에서는 다들 경험하고 있는 것으로 이것을 '소리 피로'라고 합니다.

라디오 DJ나 라이브하우스의 종업원 등 일의 성격상 소리를 일상적으로 접하고 있는 프로는 귀에도 휴식 시간을 줘야 합니다.

헤드폰을 끼고 있다가 귀의 상태가 이상해진 것 같다면 일단 한 쪽만이라도 벗습니다. 소리로 인해 귀가 피곤해지는 환경에 노출된 사람이라면 스스로 자신을 보호해야 합니다.

필자의 뮤지션 친구도 소리로 피곤해져서 귀 건강을 잃은 적이 있습니다. 그 친구는 당시 42세였는데도 난청이 되어 버려 일을 포기할까 고민도 했습니다. 그 친구에게 이명과 난청 리셋법을 지도한 결과 지금은 난청이 거의 개선되었고 다시 업무에 복귀했습니다.

TV나 라디오의 음량은 가능한 작게

소리에 노출된 환경에서 벗어나 귀를 피곤하게 만들지 않기 위해서 의식적으로 TV나 라디오의 소리를 작게 설정합니다.

TV 볼륨을 작게 했다고 갑자기 난청이 개선되거나 잘 들리거나 하지는 않습니다. 하지만 큰 소리에 익숙해지는 것이 문제입니다.

필자의 병원에 오는 환자 중에 "소리를 크게 하지 않으면 TV 소리가 들리지 않는다"고 주장하는 남성이 있었습니다. 필자는 환자의 부인에게 "몰래 볼륨을 5정도 내리세요. 아마 그래도 잘 들릴 겁니다"라고 조언했습니다. 그 후 물어보니 '볼륨을 내려도 들렸다'고 합니다.

일단 작은 소리부터 시작해 잘 안 들리면 하나씩 단계적으로 볼륨을 올려 봅시다. 절대로 갑자기 큰 소리로 시작하지 마세요.

반드시 **1일 1회, 볼륨을 1개나 2개 정도 내려도 들리는지 시험해 보세요.** 혈압을 매일 측정하듯 귀 역시 '오늘은 얼마나 들리는지' 상태를 아는 것이 중요합니다.

자신의 청력을 항상 알아두기 위해 TV 등으로 확인하는 습관을 지닙시다. **'오늘은 약간 안 들린다'라는 생각이 들어 귀 마사지를 1세트 더 추가**하는 등의 습관이 생겼다면 더할 나위 없습니다.

'이어폰'과 '헤드폰'이 귀의 미래를 정한다

최근에 집에서도 밖에서도 이어폰과 헤드폰을 많이 사용합니다. 아주 편리하지만, **장시간 계속 사용하는 것은 피합시다.**

특히 무선 이어폰이나 게임용 이어폰은 귀의 안쪽까지 들어갈 뿐만 아니라 귀를 밀봉해서 공기의 흐름을 차단하므로 귀에 좋지 않습니다.

그래도 이어폰을 사용해야 한다면 **귀에 넣는 고무 부분이 부드럽고 외이도(外耳道, 바깥귀길)에 상처를 주지 않는 것으로 선택하세요.** 단 고무 알레르기가 있으면 소재를 확인한 후 사용하세요.

음량을 내려서 사용할 수 있는 **노이즈 캔슬링 이어폰은 비교적 안심하고 사용**할 수 있습니다.

반대로 고해상도 이어폰은 피하세요.

이어폰을 사용할 때는 소리 크기에 주의하세요. 무엇보다도 사용 시간을 1회 1시간 이내로 정해 귀에도 휴식 시간을 주는 것이 중요합니다.

가능하면 **이어폰이 아니라 헤드폰을 사용하세요.** 밀폐성이 없는 타입이 좋습니다. 귀를 막지 않는 골전도 헤드폰이나 넥 스피커도 좋습니다. 오타니 쇼헤이(大谷翔平, 일본 국적의 로스앤젤레스 다저스 소속 야구 선수) 선수처럼 노이즈 캔슬링 헤드폰을 사용한다면 더할 나위 없습니다.

전화라면 고정 전화든 스마트폰이든 상관없이 **스피커폰으로 통화하세요.** 소리의 발신지가 고막에서 가능한 한 떨어져 있는 편이 귀에 좋습니다.

이어폰을 착용한 채로 '외이염'이 되는 경우도

　이어폰을 오래 착용하고 있으면 '외이염(外耳炎, 바깥귀염)'이 될 가능성이 있습니다. **'바깥귀염'은 귀의 입구에서 '가운데귀'로 이어지는 '바깥귀길'에 발생하는 염증**입니다. 스테로이드나 항생제를 남용하면 진균(眞菌, 곰팡이나 효모 등)이 번식하기도 합니다. 진균이 증가하면 외이염 증상이 악화해서 가려움, 귀의 통증, 귀지의 이상 증가, 홍조, 붓기, 난청 등이 발현하기도 합니다.

　이것이 '외이도 진균증(外耳道眞菌症)'입니다.

　외이도 진균증이 발생하면 장기간 치료가 필요하며 특히 면역력이 약한 고령자는 고막에 구멍이 뚫리거나 곰팡이가 뇌나 전신으로 번져 패혈증으로 진행합니다. 드물지만 최악의 경우 사망에 이를 가능성도 있습니다.

가라오케, 공사……귀를 혹사하는 취미나 직업을 가진 사람은 즉시 리셋법을!

　귀를 혹사시키는 직업을 가졌다면 아무래도 난청이 되기 쉽습니다.

　악기를 사용하는 음악가도 예외는 아닙니다. 음악에 집중해서 몇 시간이나 연습하므로 어쩔 수 없습니다.

바이올린은 귀 바로 옆에서 울리기 때문에 바이올리니스트도 난청이 되기 쉽다고 알려져 있습니다. 일렉트릭 기타는 고음이라서 기타리스트도 '고음 난청'이 되기 쉽다고 합니다. 드럼을 치는 사람도 청력이 저하됩니다.

도로 공사, 비행기 정비, 기계공작 등 장시간 소음에 노출되어 청력이 악화한 소음성 난청은 치유가 어렵습니다. **반년이나 1년 정도 소음에 노출되었다면 회복도 가능하지만 더 오랫동안 노출되어 있었다면 회복이 어렵습니다.**

공사 현장에서 일하는 사람은 가능한 귀마개를 쓰세요.

죽은 신경을 회복시킬 수 있을지 없을지는 세포 나이에 달렸습니다. 그러므로 젊은 사람은 그나마 희망이 있지만 30대, 40대, 50대까지 계속해서 소음에 노출되었다면 회복은 어렵습니다.

62세 환자가 있었습니다.

환자는 젊은 시절부터 난청 증상이 있었고 필자 병원을 찾아왔을 때는 이미 중증이었습니다. 오랜 기간 공사 현장에서 일했던 것이 원인이었습니다.

환자에게는 이명과 난청 리셋법을 권했고, 일상생활에 지장이 없는 수준까지 회복하는데, 4개월이나 걸렸습니다.

이명과 난청 리셋법을 하면 더이상 나빠지는 것을 막을 수 있습니다. 회복이 어려워도 이명과 난청 리셋법을 하지 않으면 악화할 뿐이니 명분과 이유는 충분합니다.

이 정도의 난치성 환자에게는 쉽게 '낫는다'고 말하지 않습니다. 하지만 **"더이상 나빠지지 않는다는 것은 약속할 수 있다"**고 말하면서 기대를 버리지 않도록 그리고 희망을 가지도록 응원합니다.

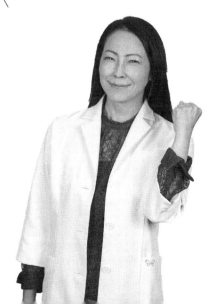

젊은 사람에게도
알려주세요

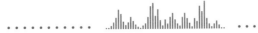

3가지 습관으로
'소리 피로'에서 벗어난다

소리에 노출된 환경에서 무조건 멀어진다

일상생활에서 조심해야 하는 것은 기본적으로 다음 세 가지입니다.

- 소리에 노출된 환경에서 떨어져서 귀가 피곤해지지 않도록 한다.
- 혹사시킨 귀는 반드시 리셋한다.
- 귀를 놀라게 하지 않는다.

그러면 하나씩 짚어 봅시다.

먼저 소음에 항상 노출된 사람이라면 스스로 자기 자신을 보호합시다.

가령 콘서트에 간다면 **'콘서트용 귀마개'**를 지참하세요.

콘서트도 조용한 클래식 음악부터 격렬한 록까지 다양하지요. 격렬한 타입의 콘서트라면 소음 노출 정도가 상당히 큽니다. 노래방에 갈 때도 귀마개를 지참하면 좋겠습니다.

축구나 야구 등의 경기에서도 큰 소리나 함성이 들리지만, 야외라서 소리가 멀리 퍼지므로 걱정하지 않아도 됩니다.

위험한 것은 폐쇄 공간에서 귀 전체를 소리로 뒤덮어 버리는 환경입니다. 그러므로 장시간 소리가 빠져나가지 않는 **콘서트나 노래방 등에서는 스피커에서 떨어져서 앉는** 등 앉는 위치에도 신경쓰세요.

들을 필요는 있지만, 음량을 조금 조절하고 싶은 사람도 콘서트용 귀마개 등을 사용해 자극을 줄이세요.

업무 중에 라디오나 음악을 BGM으로 튼다면 청각 신경을 사용하게 되므로 하지 않는 편이 좋습니다.

그렇지만 '적절한 잡음'으로 트는 정도라면 괜찮습니다. 조용하면 오히려 산만해지는 사람은 잡음 속에서 집중할 수 있기 때문입니다. 반대로 잡음은 인간의 신경을 집중시키므로 이미 업무에 집중하고 있다면 문제가 없습니다.

혹사한 귀는 매번 리셋한다

'들리는 신경'은 소모품입니다.

신경은 사용할수록 소모되므로 혹사시킨 귀는 휴식을 취하게 해서 리셋합니다.

예를 들면 원격회의를 한 후에는 헤드폰으로 음악을 듣지 마세요. 귀의 신경이 쉴 수 있도록 배려해 주세요. 2시간 동안 클래식 음악을 듣거나 2시간 동안 드라마를 봤다면 잠시 조용한 공간에서 귀를 쉬게 해 주세요. 이런 '잠깐 동안'의 휴식으로 귀의 피로도는 확연히 달라집니다.

특히 저녁 이후에는 귀의 신경이 피곤한 상태이므로 **자기 전에 큰 소리로 음악을 듣는 일은 하지 않습니다.** 반대로 무음의 휴식 시간을 즐기시기 바랍니다.

또 **귀를 피폐하게 만드는 것은 '소음'이지만, '혈류 부족'도 원인 중 하나입니다.** 혈류가 중요한 것은 피곤한 세포를 리셋시키는 영양소를 혈액이 운반하기 때문입니다. 혈류가 나쁘면 청각 신경 세포가 리셋되지 않고 점점 더 피폐해질 뿐입니다.

저녁에 **샤워나 목욕을 하면서 귀를 따뜻하게 하거나 귀 마사지를 하는 것은 피곤한 귀를 쉬게 해 주는 효과가 있습니다.**

귀를 놀라게 하지 않는다

아침에 음악을 들을 때는 큰 소리로 듣지 마세요. 귀의 신경이 깜짝 놀랍니다.

귀도 준비 운동이 필요합니다.

자명종에 관한 이야기도 하겠습니다.

난청이 되면 자명종 소리도 들리지 않으므로 아침에 일어날 수 없게 됩니다. 그렇다고 해서 큰 소리가 나는 자명종을 살 필요는 없습니다. 사실 시끄러운 소리로 기상하는 것 자체가 불쾌감을 주는 행위로 오히려 수면의 질을 떨어뜨립니다.

요즘은 **'빛 알람 시계'**라고 해서 기상 시간 직전부터 빛이 조금씩 켜지다가 기상 시간이 되면 밝은 빛을 얼굴에 비춰서 일어나게 만드는 시계가 있습니다. 소리를 내는 자명종 시계와 겸용해도 좋습니다.

소리+진동식도 좋습니다.

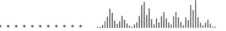

귀이개와 귀마개는
잘 사용하자

귀 청소를 '기분이 좋아서 한다'고 하는 것은 위험

시원하다며 귀 청소를 자주 하는 사람이 있습니다. 귀 청소를 할 때 시원한 느낌이 드는 것은 귀의 구멍에 쾌감을 느끼게 하는 미주신경이 분포되어 있기 때문입니다. 귀이개로 건드릴수록 시원합니다.

하지만 귀 청소를 자주 하는 것은 좋지 않습니다. **매일 귀 청소를 하는 습관이 있는 사람은 일단 중단하세요.**

지나치게 하면 '외이도염'이 발병할 우려가 있습니다. 피부가 벗겨져 세균이나 진균이 들어가면 귀에서 진물이 나거나 안쪽이 부어 난청을 일으킬 수도 있습니다. 치료에는 항생물질의 점이제(點耳劑)를 사용하거나 약을 먹어야 합니다.

외이도염이 계속 재발해 항생제를 오래 사용하면 내성이 생겨

'난치성 외이도염'으로 진행될 수 있으며, 곰팡이가 생기는 '외이도 진균증' 등 심각한 증상으로 바뀌기도 합니다.

만일 출혈을 동반하는 상당한 양의 귀지가 나오는 등 귀에 이변이 생겼다면 바로 병원에 갑시다.

올바른 귀 청소법으로 귀를 보호한다

의학적으로 '올바른 귀 청소법'을 알아두세요.

빈도는 **일주일에 1번입니다. 목욕이나 샤워 후 귀의 입구에서 1센티미터 정도 위치까지 면봉**으로 청소합니다.

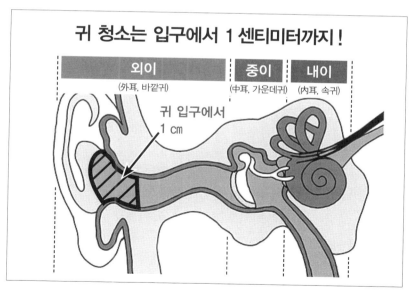

제4장 이명과 난청 리셋법의 효과를 상승시키는 방법

귀 입구에서 고막까지는 약 3센티미터 거리가 있지만, 안쪽에는 피부가 얇고 털도 없으며 피지선도 귀지샘도 없어서 귀 청소를 할 필요가 없습니다. 막다른 곳에 있는 고막 부근에는 지각 신경(知覺神經)이 지나고 있어 건드리면 엄청나게 아픕니다.

그러므로 귀 청소는 귀의 입구에서 1센티미터까지만 합니다.

입구에서 안으로 1센티미터 범위에는 귀지가 되는 지방을 분비하는 귀지샘이 있습니다. 동양인의 약 60%는 귀지샘이 적어서 귀지가 건조합니다. 나머지 40%의 귀지는 서양인처럼 끈적거립니다.

옛날에는 '동양인의 90%가 건조한 귀지를 가지고 있다'라고 했으나 식생활과 라이프 스타일이 변하면서 귀지도 서양화되고 있습니다.

일반적인 '귀이개'는 건조한 귀지용이지만 상처가 날 위험성이 있으므로 면봉 사용을 권장합니다. 끈적이는 귀지의 청소는 면봉으로 닦거나 이비인후과에서 처치를 받는 것 외에는 없습니다.

귀 청소를 할 때 귀털은 뽑지 마세요.

귀를 지나치게 건드리지 마십시오. **'약간 지저분한 정도?'가 귀의 건강에 제일 좋습니다.**

귀이개를 사용하다가 이상한 느낌이 들었다면

건조한 타입의 귀지라도 잘못해서 안쪽으로 집어넣은 것 같다면 이비인후과에서 제거합니다.

또 물이 들어갔는데 빠져나오지 않을 때는 귀지가 물을 흡수했을 수도 있습니다. 이 경우도 이비인후과에서는 쉽게 뺄 수 있습니다.

귀 청소를 지나치게 하면 기침이 나옵니다. 민감한 사람은 귀를 건드리는 것만으로 기침이 나오는데, 이것은 외이도에 기침이 나오는 신경이 지나고 있기 때문입니다. 이상이 아니므로 걱정하지 마세요.

참을 수 없을 정도로 귀가 '불쾌'하고 '가려울' 때는 귀 전체를 차갑게 합니다. 귀 청소를 너무 심하게 하면 히스타민이 분비되어 도리어 더 가렵습니다.

살균 소독액을 면봉에 약간 묻혀서 귀의 입구에서 1센티미터 범위까지 2회 정도 돌돌 돌리면서 청소해 줍니다. 시원한 자극을 주면서 귀지도 녹이고 소독도 해 주며 가려움증을 완화해 줍니다. 그리고 마지막으로 건조한 면봉으로 1번 닦아냅니다.

면봉은 부드럽게 사용합니다.

병원에서는 '안에 아기 고양이가 있다고 생각하고 부드럽게'라고 환자에게 말합니다.

'귀마개'는 함부로 사용하지 않는다

귀마개를 계속 장착하고 있으면 습기가 차서 외이염(外耳炎)이 되는 경우가 있습니다. 하루 종일 원격회의를 하는 사람이라면 더더욱 귀 안에 장착하는 '귀마개식 이어폰'은 사용하지 않는 것이 좋습니다.

하지만 소음이 가득한 현장에서 일을 하는 사람에게는 귀마개가 필요합니다. 콘서트에 갈 때는 '콘서트용 귀마개'를 추천합니다. 이 귀마개는 음질은 유지하면서 음량만을 낮추므로 소음 노출을 방지할 수 있습니다. 귀에 습기가 차지 않도록 사용이 끝나면 바로 제거하십시오.

귀를 막는 형태로 소리를 계속 듣는 것은 사실 아주 위험합니다. 실제로 뮤지션, 사운드 엔지니어, 콜센터에서 일하는 사람들 대부분은 '소음성 난청(騷音性難聽)'나 '청각과민증(聽覺過敏症)' '내이과민증(內耳過敏症)'과 같은 내이(內耳) 질환을 가지고 있습니다.

그런 사람이 귀마개를 쓰면 증상이 악화하고 만성화됩니다.

코가 나쁘면 난청이 진행된다

코가 건강하지 않으면 잘 들리지 않습니다. 비염이 있으면 반드시 난청이 된다고 해도 과언이 아닙니다. 코에 이상이 있는 사람은 이비인후과에서 반드시 치료받으세요.

원래 코가 막혀서 입으로 호흡하면[구호흡(口呼吸)], 목이 세균에 감염될 위험성이 높아지며 나이가 많은 사람은 폐렴에 걸릴 우려도 있습니다. 코의 통기성을 좋게 하려면 1일 3회는 코를 푸세요. 단 강하게 풀지 마세요. 한쪽씩 부드럽게 푸는 것이 좋습니다.

'코 세척'은 위험한 행위

감기나 감염증 대책의 하나로 '코 세척'을 하는 사람이 있습니다. 그런데 코 세척을 하다가 **귀에 물이 들어가서 난청**이 생길 수 있습니다. 더 자세히 말하면, 삼출성 중이염(滲出性中耳炎)이 발생하기 쉬우므로 코 세척을 권장하는 이비인후과 의사는 거의 없습니다.

직접 식염수를 만들어 코 세척을 하는 사람도 있습니다. 소금을 지나치게 많이 넣거나(체액 농도보다 진하게) 반대로 염분이 적으면 점막에 부담을 주어 점막 표면에 상처가 나고 면역력도 오히려 떨어집니다.

코 세척 기구를 계속 사용하면 기구에 붙은 곰팡이가 체내에 들어갈 우려도 있습니다. 또 콧물을 다 뱉어내지 않고 이관(耳管)을 통해 귀 쪽으로 들어가 버리면 삼출성 중이염이 발병합니다.

그런데도 코 세척을 하고 싶다면, 횟수를 줄이거나 물을 안쪽까지 넣지 않는다거나 기구를 청결하게 유지하는 등 주의해서 사용합니다.

특히 몸을 거의 움직이지 않거나 계속 누워 있는 사람은 이관에서 물이 잘 빠지지 않으므로 코 세척은 하지 않는 편이 좋습니다.

계속 누워 있는 사람의 99%는 삼출성 중이염에 걸립니다. 몸을 일으킬 수 있다면 이관이 막히지 않겠지만 계속 누워 있으면 림프액이 차기 때문입니다. 또 고령자는 이관이 딱딱해져서 림프액 배출이 어렵습니다.

그러므로 고령에 항상 누워 있는 사람은 코 세척을 하면, 귀가 더 나빠질 우려가 있습니다.

—— —— ((제**5**장)) ——

이명과 난청의 고민은
왜 나이와 비례해서 커지는가

————————

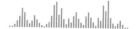

'귀'를 잘 알면
대책을 세울 수 있다

'귀'는 이런 구조로 되어 있다

이 장에서는 귀의 구조를 설명하겠습니다.

전문적인 이야기가 나오지만 조금만 참으세요. 귀와 어떻게 들리는지 알면 이명과 난청 리셋법의 목적과 효과를 더 잘 이해할 수 있습니다.

귀는 크게 세 부분으로 나눌 수 있습니다.

그리고 이명이나 난청인 사람이 꼭 알아뒀으면 하는 것이 바로 **코의 안쪽과 중이(中耳, 가운데귀)를 잇는 이관(耳管, 유스타키오관)** 이라는 가는 관(管)의 존재입니다.

귀의 구조를 알아보자

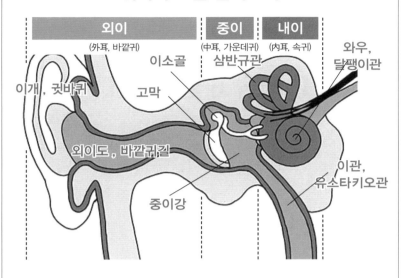

외이		중이	내이
(外耳, 바깥귀)		(中耳, 가운데귀)	(內耳, 속귀)

이소골
삼반규관
와우, 달팽이관
이개, 귓바퀴
고막
외이도, 바깥귀길
이관, 유스타키오관
중이강

◎**外耳**(외이, 바깥귀) 〈귓불에서 고막까지〉
- 귓바퀴: 외부에서 보이는 부분으로 소리를 모으는 곳
- 바깥귀길: 귀의 입구에서 고막까지의 통로. 공기가 지나는 길
- 고막: 바깥귀와 속귀 사이에 있는 얇은 막

◎**中耳**(중이, 가운데귀) 〈바깥귀와 속귀를 잇는 중간 위치〉
- 중이강: 고막 안쪽에 있는 공간(고실)
- 이소골: 3개의 뼈로 구성된 뼈

◎**內耳**(내이, 속귀) 〈가장 안쪽〉
- 달팽이관: 소리 신호를 전기 신호로 변환하는 곳
- 세반고리관: 평형감각(몸의 균형)을 관장하는 곳

◎**耳管**(이관, 유스타키오관) 〈귀와 코를 잇는 가는 관상 통로〉

◎외이(外耳, 바깥귀)

소리가 당신의 귀에 닿기까지는 원래 '음원(音源)' (소리의 근원이 된 것)이 있습니다. 예를 들면 피아노 소리, 아기의 울음소리, 당신을 부르는 소리 등 이런 것이 음원입니다.

그 음원은 '공기의 진동'을 일으킵니다. 그 진동을 '음파(音波)'라고 하며, 이 음파는 공기 속을 통과해서 귀에 전달됩니다.

외부에서 발생한 음파가 귀에 도달하면 **'이개(耳介, 귓바퀴)'**가 음파를 잡습니다. 귓바퀴는 집음기와 같은 역할을 합니다. 좌우의 귀에 각각 도달하는 소리의 크기와 시간차로 뇌는 소리가 온 방향 등을 인지합니다.

귓바퀴는 귀의 입구입니다. 귀의 입구에서 더 들어가면 '외이도'라고 불리는 '공기의 통로'가 나옵니다. 귓바퀴에서 잡은 음파는 바깥귀길을 통해 귀의 안쪽으로 들어갑니다.

바깥귀길의 안쪽까지 들어가면 막다른 곳에 **'고막(鼓膜)'**이 있습니다. 음파가 고막에 도달하면 고막이 진동합니다.

◎중이(中耳, 가운데귀)

고막의 진동은 **'이소골(耳小骨)'**에 전달됩니다.

이소골은 망치뼈, 모루뼈, 고리뼈의 세 뼈로 구성되어 있습니다. 뼈지만 소리를 전달하는 역할을 하므로 만지면 부드럽게 움직입니다. 음파가 이소골에 도달하면 진동은 세 뼈를 지나면서 증폭합니다.

◎내이(內耳, 속귀)

가장 안쪽에 있는 속귀에는 **'와우(蝸牛, 달팽이관)'**이 있습니다. 이소골에서 증폭된 진동은 이 달팽이관에 도달합니다.

달팽이처럼 생긴 달팽이관은 내부가 림프액으로 가득 차 있습니다. 그 림프액이 정기적으로 흘러 쓰레기를 청소합니다.

달팽이관에 소리가 도달하면 림프액이 진동합니다. 그러면 달팽이관 속 유모 세포(有毛細胞)가 움직입니다. 유모 세포의 움직임이 여기에서 전기 신호로 변환됩니다.

그 전기 신호가 내이 신경(內耳神經)이라고 불리는 '청신경(聽神經)'에 전달됩니다. 청신경이 뇌에 전달되면 우리는 '소리'로 인식합니다.

또 속귀에는 **'삼반규관(三半規管, 세반고리관)'**도 있습니다. 세반고리관은 몸의 균형을 맞추는 이른바 평형 감각을 관장하는 중요한 기능을 합니다. 귀는 '듣기' 외에도 몸 전체의 흔들림에 관련된 역할도 합니다.

◎이관(耳管, 유스타키오관)

귀와 코와 목이 이어져 있다는 사실은 여러분도 알고 있을 것입니다.

고막 안쪽에 있는 중이에 **'중이강(中耳腔=鼓室(고실)'**이 있습니다. 고실에서 '이관'이라는 관이 나와서 코와 목으로 이어집니다.

이관은 평상시에는 거의 닫혀 있지만, 침이나 음식물 등을 삼키면 열리고 '이관'을 통해 공기가 들어갑니다.

고막을 경계로 바깥쪽(바깥귀길 측)은 바깥 공기와 접하고 안쪽은 고실 공간과 접해 있습니다.

고막의 바깥쪽과 안쪽은 평상시에는 기압 균형이 맞춰 있지만 급격한 기압 변화 등이 있으면 이 균형이 무너져 고막이 파열되거나 염증이 발생합니다. 이것이 중이염입니다.

이관의 역할은 이 양쪽의 기압을 조정하는 것입니다. 이관이 열리면 고막의 바깥쪽과 안쪽의 압력 차이가 해결됩니다.

소리는 2개의 루트로 전달된다

우리의 몸에서 소리를 감지하는 곳은 '귀'이지만, 소리를 소리로 인식하는 곳은 귀가 아니라 '뇌'입니다.

그러면 귀에서 뇌로 소리가 전달되는 방법과 뇌가 소리를 인식하는 구조에 대해 알아보겠습니다. 먼저 소리 전달 루트는 2가지입니다.

- **공기를 통과하는 루트**   —   이것을 '**기도(氣導)**'라고 합니다.
- **뼈를 통과하는 루트**   —   이것을 '**골도(骨導)**'라고 합니다.

공기를 통과하는 루트(기도)는 귓바퀴에서 들어온 음파가 외이도를 통해 고막에 부딪혀 고막을 진동시켜서 속귀에 전달됩니다.

뼈를 통과하는 루트(골도)는 내이도를 사용하지 않습니다. 귀로 들어온 소리가 두개골(頭蓋骨)을 직접 진동시켜 진동이 뼈를 통해 속귀에 직접 도달합니다.

두 루트 모두 속귀에 있는 달팽이관이 소리를 감지합니다. 소리를 감지하면 달팽이관 속 림프액이 진동합니다. 그러면 그 안의 '유모 세포'가 진동을 감지하고 감지된 움직임은 전기 신호로 변환되어 청신경을 따라 뇌에 전달됩니다.

두 루트는 '달팽이관에 전달될 때까지의 경로'가 다릅니다.

- **기도**   외이도→고막→이소골→달팽이관→청신경→뇌
- **골도**   두개골→달팽이관→청신경→뇌

우리는 이 두 루트를 동시에 사용해서 소리를 듣습니다.

소리는 두 개의 루트로 전달된다

기도 (공기를 통과하는 루트)

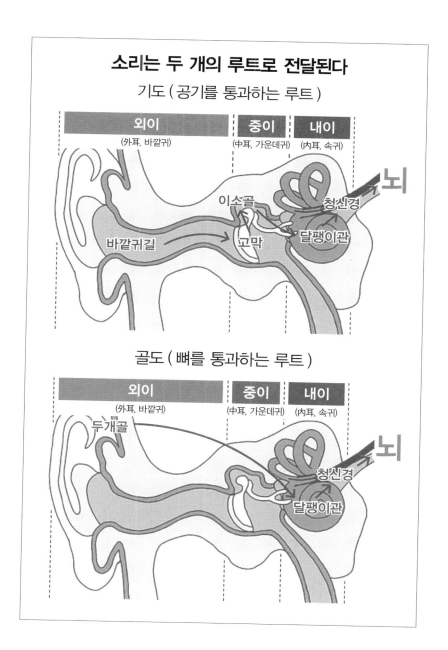

나이를 먹으면
왜 난청이 되는가

난청은 크게 나누면 두 종류가 있다

난청은 '청각 장애(聽覺障碍)'의 하나로 소리를 듣거나 구별하는 능력이 저하된 상태입니다.

소리가 '바깥귀(외이)→가운데귀(중이)→속귀(내이)' 루트로 뇌에 전달될 때 어딘가에 문제가 발생하면 난청이 생깁니다.

난청은 원인 (어디에서 문제가 발생했는가, 어떤 문제인가)에 따라 다음 두 종류로 분류됩니다.

● 전음성 난청(傳音性難聽)

등골(이소골 중 하나)보다 앞쪽에 있는 '바깥귀'와 '가운데귀'의 장애로 '소리 신호의 전달부'에 문제가 발생한 경우입니다.

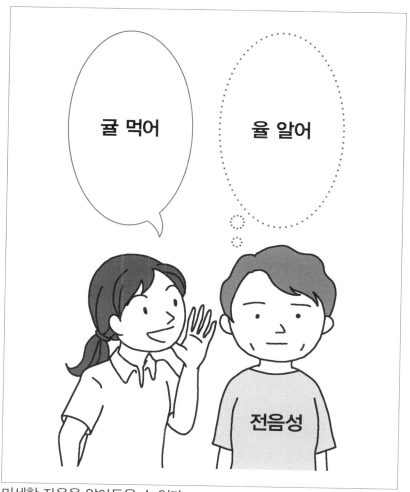

미세한 자음을 알아들을 수 없다

● 감음성 난청(感音性難聽)

안쪽에 있는 '속귀'나 그 앞쪽의 장애로 소리를 느끼는 신경에 문제가 생긴 경우입니다.

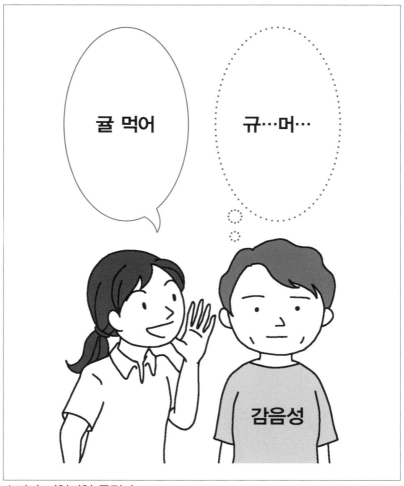

소리가 띄엄띄엄 들린다

전음성 난청은 주로 '고막의 움직임이 나빠'서 일어나는 경우가 많습니다(드물게 이소골이단(耳小骨離斷) 등도 있습니다).

소리는 들리는데 단어가 명확하게 들리지 않는 난청은 '전음성'입니다. 대체로 들리지만, 자음이 잘 들리지 않아서 '귤'이 '율'이라고 들리기도 합니다.

하지만 소리는 들리므로 청각 신경은 살아 있습니다.

감음성 난청은 청각의 '신경' 자체에 문제가 발생한 경우입니다.

들리는 질이 상당히 저하된 경우가 감음성 난청입니다. 소리를 감수(感受)하는 '들리는 신경'의 세포는 '청각 신경 세포(聽覺神經細胞)'라고 불리지만 신경 세포는 주로 '피로'에 의해 매우 열화(劣化)합니다.

감음성 난청은 뇌의 문제와 가깝습니다.

신경이라고 하는 것을 설명하자면 전기 코드와 같은 것으로 이해하면 됩니다. 도중에 단선되어 있으면, 아무리 노력해서 콘센트를 꽂아도 전기가 들어오지 않습니다. 게다가 신경에 장애가 발생하면 소리가 전달되지 않아요.

대부분의 '노인성 난청'은 2종류의 혼합형

전음성과 감음성이 혼합된 난청을 '혼합성 난청(混合性難聽)'
이라고 합니다.

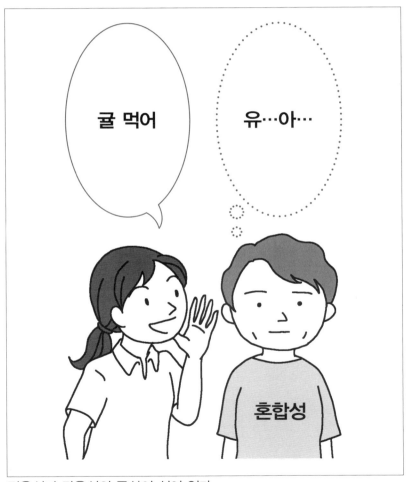

전음성과 감음성의 증상이 섞여 있다

그리고 **노화로 인한 난청 대부분이 '혼합성 난청'**입니다. 즉 '전음성'과 '감음성'이 섞인 겁니다. 어느 한쪽만 발생하는 경우는 거의 없습니다.

여기가 중요한 것은 전음성 난청은 개선할 수 있습니다. 자세히 말하자면 감음성 난청은 회복하기 어렵습니다. 대부분 사람이 혼합성 난청이므로 전음성에 의한 문제를 개선할 수 있으면 난청을 어느 정도까지 치료할 수 있다는 것입니다.

전음성 난청이 있는지는 최종적으로 이비인후과에서 검사받아야만 알 수 있지만 스스로 판단할 수 있는 간이 기준은 있습니다.

□ 자신의 목소리가 머리 안에서 울린다.
□ 웅웅거린다.
□ 소리는 들리지만 선명하지 않고 단어도 명확하게 들리지 않는다.
  ("그렇지"가 "으렇지"로 들리는 등)
□ 만성 비염이 있다.
□ 천식이 있다.

체크리스트에 '천식이 있다' 항목을 의외라고 생각하는 사람이

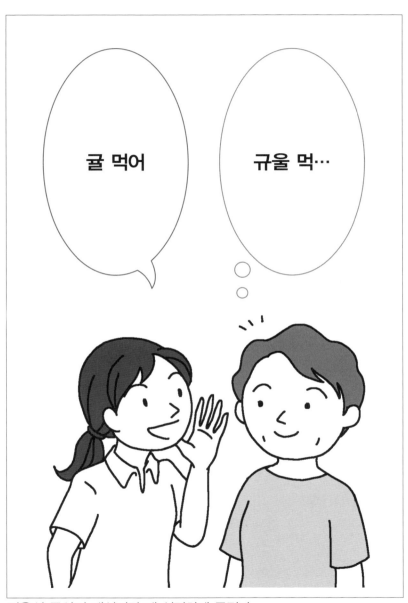

전음성 증상이 개선되면 꽤 선명하게 들린다

있을지도 모르겠습니다. 실제로 천식이 있는 사람은 전음성 난청이 발생하기 쉽습니다. 천식은 호산구성 부비강염(好酸球性副鼻腔炎), 호산구성 중이염(好酸球性中耳炎)으로 진행하기 쉽고, 특히 아이라면 삼출성 중이염(滲出性中耳炎)이 발병하기 쉽습니다. 이러한 질환이 전음성 난청의 원인이 됩니다.

체크리스트 항목 중 하나라도 해당한다면 전음성 난청을 의심해 볼 수 있습니다. 제1장에서 소개한 이명과 난청 리셋법으로 잘 케어합시다.

난청은 방치하면 더 악화된다

거의 모든 난청은 방치하면 예외 없이 악화합니다. 귀는 365일 계속 사용하므로 나이를 먹으면 누구나 귀가 약해지고 난청이 없던 시절로 돌아가지 않습니다.

게다가 노화성 난청을 가속시키는 요인이 생활 속에 넘쳐납니다. **일상적으로 음악이나 TV를 큰 음량으로 듣고 보는 사람**이라면 난청 속도를 직접 올리고 있는 것이나 다름없습니다. 술을 지나치게 많이 마시거나 단 음식을 지나치게 많이 먹는 사람은 혈류가 나쁘므로 청각도 좋지 않습니다.

난청이 시작되었다면 결코 방치해서는 안 됩니다. 제1장에서 소개한 이명과 난청 리셋법을 실천해 '난청 리셋'을 목표로 하세요.

노화로 인한 난청 대부분이
혼합성 난청입니다

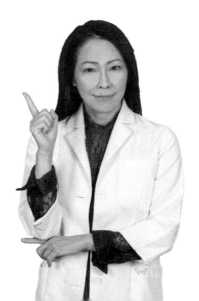

이명과 난청이
동시에 발생하는 이유

가벼운 이명은 누구나 가지고 있다

난청과 세트로 나타나는 증상이 바로 이명입니다.

이명은 주변에서 소리가 나지 않는데도 징~징~, 끼잉~, 붕~ 붕~ 하고 소리가 나는 증상입니다. 혈압이 높아지거나 갱년기가 되면 발생하기도 하지만 **원인과 증상은 사람마다 제각각**입니다.

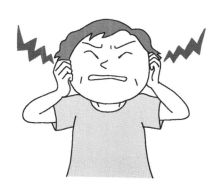

이명은 본인만 들리는 '자각적 이명'과 근육 경련과 혈관 병변의 박동 등 물리적으로 소리가 나는 '타각적 이명'이 있지만, 대다수는 본인만 들리는 자각적 이명입니다.

'가끔 끼잉~하는 소리가 가볍게 들리기도 하지만 10초 정도만 들리고 그 후에는 괜찮아서 일상생활에 지장이 없다'는 정도의 이명은 대부분 사람이 경험하고 있습니다. 필자도 이런 이명은 있습니다. 이 정도로는 신경 쓸 필요가 없습니다.

이명은 신경 쓰는 바람에 증상이 악화되었다고 느껴지는 경우도 있으므로 약간의 이명은 오히려 신경 쓰지 않는 편이 좋습니다. 하지만 이명 탓에 일상생활에 지장이 생길 정도라면 신경을 써야 합니다.

진료를 보면서 통감하는 것이 바로 젊은 사람의 이명이 늘었다는 점입니다. 원격회의로 장시간 이어폰을 착용하는 경우가 늘어다는 것도 원인 중 하나가 아닐지 생각합니다.

이명이 있는 사람의 90%가 난청도 있다

이명도 난청도 어지럼증도 모두 달팽이관 신경으로 인한 것이므로 난청, 이명과 분명히 밀접한 관련이 있습니다. 실제로 **이명 환자의 약 90%가 난청 증상**을 보입니다. 특히 소음성 난청인 사람은 거의 전원이 '이명 증상'을 가지고 있습니다.

난청은 '소리를 듣거나 구별하는 능력'이 저하된 상태입니다. 난청 때문에 '소리가 들리지 않는다' '소리에 좌우 차이가 있다' 등 '들리는 정보'가 뇌에 전달되지 않게 되면 **뇌의 시냅스는 '왜 들리지 않을까' 하고 과민하게 반응합니다. 그리고 뇌는 소리의 정보를 얻기 위해 감도를 올립니다. 그 결과 뇌가 비정상적 흥분 상태에 빠지면서 잡음까지 감지해 버립니다. 이러한 것이 이명**이라는 게 최근의 학설입니다.

그렇다고 해도 어디까지나 가설이며 이명이 발생하는 메커니즘도 완전히 규명되지 않았습니다. 반대로 이명 때문에 발생하는 난청도 있습니다.

이명은 본인만이 알 수 있는 증상이라 어렵다

이명은 난청보다도 어려운 측면이 있습니다. 기본적으로 '본인만 아는' 증상이기 때문입니다.

난청도 초기일 때는 주위 사람들이 잘 모르지만 진행되면 주위 사람도 알게 됩니다. 무엇보다 이비인후과에서 전문적인 검사를 받으면 객관적인 진단 결과도 나옵니다.

하지만 이명은 다릅니다. **환자가 '이명이라고 호소'해도 주변 사람들이 객관적으로 확인할 수 없습니다.** 전문의조차도 환자의 호소와 아주 간단한 검사로만 판단하므로 원인 특정이 참 어렵습니다.

실제로 원인과 증상이 워낙 다양하기도 해서 **이명의 증상이나 진행 상태 등에 대해서는 아직 규명되지 않았습니다.**

호르몬의 불균형과 심리적 요인이 이명의 원인인 경우도 종종 있습니다.

심리적 스트레스로 이명은 악순환에 빠진다

이명을 의식할수록 스트레스를 받으며, 그 스트레스로 인해 이명은 악화됩니다. 난청으로 인해 발생한 이명이라도 이명 때문에 불안하면, 이명의 소리에 의식이 집중되어 소리가 더 크게 느껴지고 그것이 스트레스가 되어 불안감도 더 커지면서 이명까지 점점 더 심해지는 악순환에 빠집니다.

그러므로 **이명을 의식하지 않을 환경과 생활 조성에 신경을 쓰는 것이 중요**합니다.

지나치게 조용한 환경은 피하고 TV나 라디오, 음악 등 다양한 소리를 들으세요. 취미에 열중하거나 적절한 운동을 하는 등 이명을 자연스럽게 잊을 수 있는 생활도 효과적입니다.

증상으로 알아보는 이명의 원인

의사가 이명을 진단할 때 "이명 이외에 어떤 증상이 있나?"라고 물어 원인을 특정하는 방법도 사용하고 있습니다. 예를 들면 다음과 같은 증상입니다.

● **귀가 멀어진다** ⇨
   이명의 원인: 돌발성 난청(突發性難聽), 노화성 난청, 귀지 막힘, 이관 협착증(耳管狹窄症), 이경화증(耳硬化症), 메니에르병, 약의 부작용 등

● **어지럽다** ⇨
   이명의 원인: 메니에르병, 내이(內耳)나 뇌(腦)의 혈행 장애(血行障碍), 뇌종양, 뇌졸중 또는 두부 외상의 후유증, 약의 부작용 등

● **자신의 소리가 울린다** ⇨
   이명의 원인: 이관 협착증(耳管狹窄症), 중이염(中耳炎), 이관 개방증(耳管開放症) 등

- **전신에 불쾌감이 있다** ⇨

  이명의 원인: 자율 신경 실조증(自律神經失調症), 갱년기 장애(更年期障碍), 스트레스 등

- **두통, 어깨결림, 두근거림** ⇨

  이명의 원인: 고혈압, 저혈압, 빈혈, 심장 질환, 뇌혈관 질환 등

이명이 심해지면 일단 이비인후과로

단 일상생활에 지장이 없다면 걱정하지 않아도 됩니다. 이명은 기초 질환이 아니라서 일상생활에 지장이 없다면 이비인후과에서도 적극적으로 치료하지 않습니다.

하지만 **검사를 하지 않으면 그냥 둬도 되는 이명, 어지럼증인지 아닌지를 알 수 없습니다. 이명과 어지럼증이 있다면 일단 이비인후과에 가세요.** 필자는 큰 병원에 근무했을 때 이명은 전조 증상이었을 뿐 실제로는 뇌경색이었던 환자도 경험한 적이 있습니다. 방치만은 절대로 하지 마세요.

일상생활의 지장 여부는 환자 본인이 판단합니다. 따라서 병원에 가서 검사받은 뒤 '큰 문제가 없다'는 결과가 나왔고 일상생활에 지장이 없다면 반년 후, 1년 후에 다시 진찰을 받으면 됩니다.

이명 검사는 간단하다

　이비인후과에 가면 먼저 청력 검사, 고막 검사를 합니다. 그리고 이명이 있으면 이명 검사를 합니다. 만약 어지럼증이 있으면 어지럼증 검사도 합니다.

　이명 검사는 간단합니다.
　'검사'라고는 하지만 검사에 사용되는 소리는 '슈~' '끼잉~' '지~'의 3종류입니다. 각각을 3가지 높이로 검사합니다. 소리 3종류 ×3해서 총 9종류의 소리를 듣습니다. **이명은 사람마다 증상이 제각각이므로 9종류 중 하나에 해당한다고 보고 검사를 하는 것이라서 검사를 받는 입장에서는 참 대충인 것 같기도 합니다.** 그래서인지 검사기기를 두고 있는 병원도 적습니다.
　이 또한 이명이라는 증상의 원인이 전혀 규명되지 않고 있기 때문입니다. 이런 검사에서는 의학적 데이터도 얻기 힘듭니다. '이명은 타인에게 들리지 않는다'는 특성이 있는 데다가 어쩔 수 없는 부분도 있습니다. 난청의 경우에는 뇌파를 검사하거나 스스로 버튼을 누르는 검사라고는 해도 여러 번 반복하면 정합성(整合性)이 나오기도 하는 검사와는 대조적입니다. 분명 다섯 명에 한 명은 가지고 있다고 알려진 이명이라는 흔한 병이 지금까지 규명되고 있지 않은 이유는 바로 '남에게는 들리지 않기 때문'이라는 말로 정리할 수 있습니다.

이명 치료는 이렇게 한다

이명 증상이 갑자기 발현했다면 원인 질환을 특정해서 치료합니다.

약물 요법(藥物療法)의 경우 대표적인 약제로 내이(內耳)의 순환 개선제, 속귀의 신경 재생을 촉진하는 비타민제, 한약 등이 있습니다. 심리적인 요인이 강한 경우에는 항불안제나 항우울제를 사용하기도 합니다.

이명에 신경을 지나치게 쓰는 바람에 이명 소리가 점점 더 커지는 것 같고 그 탓에 더 불안해지면서 이명은 더 심해지는 악순환에 빠진 사람은 **심리 요법(心理療法)**도 병행합니다.

심리 요법에서는 '왜 이명이 생겼나' '이명은 있어도 된다, 심각한 것이 아니다'라고 이해하고 이명에 대한 불안감을 해소하도록 지도합니다.

음향 요법(音響療法)도 있습니다. 음향 요법에는 다음 두 종류가 있습니다.

먼저 보청기를 사용해서 잘 안 들리게 된 소리를 증폭시켜서 듣는 방법입니다.

나머지 하나는 이명을 느끼지 못하도록 노이즈 제너레이터라는 장치를 사용해 작은 노이즈를 계속해서 귀로 보내는 방법입니다. 시끄러운 곳에 있으면 이명을 느끼지 않으므로 일부러 시끄러운 환경을 만드는 방법이지만 사실 원시적인 방법이기에 필자는 그다지 하지 않습니다. 돌발성 난청의 후유증으로 이명이 남아 그로 인해 정신적으로 불안정한 환자에게는 "이런 것도 있습니다"라고 권하는 대학병원도 있다고 하지만 그렇게 널리 알려진 치료법은 아닙니다.

오히려 익숙함과 끈기가 필요한 치료로 매일 계속해서 장기간 지속해야 하는 치료이기도 합니다.

노화성 난청의 이명이라면 셀프 케어로 개선

원인 불명의 흔한 질병이기에 스스로 케어하여 더이상 나빠지지 않도록만 했으면 합니다. **이 책에서 전하는 리셋법은 이명과 난청 모두에 효과가 있습니다.**

이명과 난청을 모두 앓는 환자의 경우 난청이 개선되면 이명도 그다지 신경이 쓰이지 않게 됩니다. 특히 전음성 난청과 관련이 있는 뇌가 소리를 감지하느라 함께 잡히는 잡음 부분도 좋아집니다.

이명 탓에 짜증이 나거나, 잠을 잘 수 없거나, 낮에도 끼잉~하는 소리로 인해 업무에 집중할 수 없는 상태에서 전음성 난청이 있다면 꼭 '하품귀 공기빼기법'을 하세요. 코가 뚫린 상태가 아니라면 코를 풀고 나서 하세요. 2주일 정도 하면 이명이 다소 좋아지고 신경 쓰이지 않을 정도로 개선됩니다.

단 감음성 난청에 부수된 이명은 안타깝지만 개선된다고 말할 수 없습니다. 신경 쪽이므로 리셋법 중에서는 **'귀 마사지법'을 추천합니다.** 마사지를 하면 신경 쪽 이명도 조금은 개선된다고 의사회에서도 인정하고 있습니다.

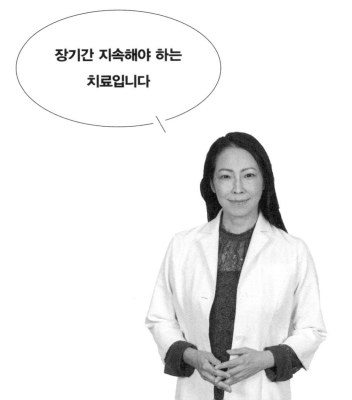

장기간 지속해야 하는
치료입니다

제 6 장

평생 '건강한 귀'를 위해
반드시 해야 하는 것

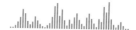

이비인후과 주치의가 있나?

이비인후과 의사는 귀만 진찰하지 않는다

이비인후과 의사로서 필자의 생각을 말씀드리겠습니다.

필자의 병원은 '이비인후과(耳鼻咽喉科)'를 표방하고 있습니다. 당연히 '귀[耳(이)]' '코[鼻(비)]' '목구멍[喉(후)]'을 전문으로 보지만, 필자는 결코 이 세 가지만 진찰하는 것은 아닙니다. 이비인후과라고 해서 '귀' '코' '목구멍'만 진찰하면 다른 병을 간과할 수 있기 때문입니다.

얼마 전 난청으로 병원을 찾은 여성 환자(84세)의 눈이 평소보다 부어 있는 것을 알아차렸습니다. "죄송합니다. 좀 만지겠습니다"하고 눈을 살펴보고 혈압을 측정했더니 '181-110, 심박수 121'로 경도의 심부전 상태였습니다.

인근의 대형 병원에 응급 이송을 했습니다. 만약 필자가 난청 환자의 귀만 진찰했더라면 되돌릴 수 없는 사태가 일어났을 것입니다.

이비인후과 의사는 원래 이러한 전신의 병을 제일 처음 보는 존재입니다.

이비인후과에서 '귀' '코' '목구멍'만 진찰하는 의사가 있다면 시대에 뒤처져 있는 겁니다. 솔직히 말해 '귀' '코' '목구멍'만 진찰하면 편하고 효율도 좋으므로 병원 경영 측면에서는 도움이 됩니다.

하지만 의사라는 프로에게 귀와 코를 맡기기 위해 찾아오는 환자에게 실례입니다. '이 병원에 와서 다행이다'라는 생각이 들도록 이비인후과 의사는 환자의 전신을 잘 살펴야 합니다.

'귀' '코' '목구멍'을 진찰할 때 입안도 살핍니다. 당연히 치아도 보입니다.

혼자 사는 고령자의 입안이 지저분하다면 '제대로 음식을 먹지 못하고 있구나'하고 짐작합니다.

입안이 지저분하면 구내염을 일으키기 쉬울 뿐만 아니라 심근경색도 일으키기 쉬우므로 방치하면 안 됩니다. 필자는 "도와주시는 분이 계십니까?"라고 물어보고 아주 작은 신호라도 몸이 보내는 도움 신호를 놓치지 않으려고 노력합니다.

이비인후과야말로 '홈닥터'에 제격이다

이런 배려는 이른바 '주치의'가 하는 것입니다. '주치의'라고 하면 내과를 떠올리는 사람이 많겠지만 사실 이비인후과도 그 역할을 하고 있습니다.

주변에 여러분의 전신을 봐 주는 이비인후과 의사가 있다면 꼭 홈닥터로 삼으세요. 감기나 꽃가루 알레르기로 '코'와 '목'을 진찰하면서 조금이라도 이른 시기에 난청 상담이 가능하다면 그것만으로도 회복을 기대할 수 있습니다. 또 뇌종양, 치매, 뇌동맥류, 메니에르병, 천식 등 숨어 있는 질환을 발견할 수도 있습니다.

'귀' '코' '목구멍'의 전문의가 아니라 주치의처럼 봐주는 의사가 있다면 "저, 이상한 곳은 없나요?"라고 뭐든지 상담하기를 바랍니다.

필자는 환자에게 아무것도 아닌 일이라도 상담받거나 이야기해 주는 것이 가장 큰 기쁨이라고 해도 과언이 아닙니다.

이런 이비인후과 의사에게는 가지 말자

부디 좋은 이비인후과 의사인지 아닌지, 자신에게 맞는지 아닌지는 환자가 판단합니다. 귀 때문에 갔더니 귀만 진찰하고서는

"나이가 나이라서 난청과 공생할 수밖에 없다"든지 "이명은 포기할 수밖에 없다"든지 하는 말을 하며 다양한 가능성에 대해 생각조차 하지 않는 의사는 수준이 낮다고 말해도 됩니다.

무언가를 해 보려고 하지 않고 치료하지 않고 처음부터 비싼 보청기를 권하는 의사도 추천하지 않습니다.

다음 항목에 해당하는 의사에게는 갈 필요가 없습니다.

---

1. 초진 때 이야기를 듣지 않는다.
2. 변화가 없는데 매월 청력 검사를 하고 그 결과를 설명하지 않는다.
3. 금방 '나이 탓'이라고 말한다.
4. 환자의 입장에서 생각하지 않는다.

솔직히 말해 이런 식의 의사는 적지 않습니다.

필자도 예전에는 이런 부류에 속했으나 **많은 환자 덕에 필자를 올바른 방향으로 갈 수 있었습니다.** 또 부모의 노화, 수발, 난청을 경험하면서 의사로서의 바람직한 태도를 배웠습니다.

그러면서 **자신의 몸에 시험해 보고, 이명과 난청을 리셋할 방법을 확립**했습니다.

감기도 내과보다 이비인후과

감기는 내과보다 이비인후과에 가는 편이 빨리 낫습니다.

원래 '감기'라는 병명은 의학적으로 존재하지 않으며 급성 비염을 '코감기', 급성 인두염이나 편도염을 '목감기'라고 부르고 있을 뿐입니다. 예전에 내과가 뭐든지 진찰하던 시대에 뭉뚱그려서 '감모(感冒)'라는 병명이 만들어졌다고 합니다.

어쨌든 이른바 감기에도 다양한 증상이 있으므로 **'콧물이 난다' '목이 아프다' 등의 증상이 있다면 이비인후과를 추천합니다.**

환절기에 가벼운 감기에 걸렸다가 '감기는 나았지만, 귀에 막이 처진 것처럼 막힌 느낌이 든다'면 이비인후과에 가는 게 좋습니다.

이런 증상은 감기나 알레르기성 비염, 부비강염(副鼻腔炎) 등으로 인한 코와 목구멍의 염증이 귀 안쪽으로 옮겨가서 발생한 '이관 협착증(耳管狹窄症)'일 가능성이 있습니다.

감기 중에도 열(熱)이 있다든가, 배[腹(복)]에 증상이 있는 경우라면 내과를 권하지만, 코나 목에 증상이 있는 감기인데, 내과에 가는 것은 멀리 돌아가는 셈입니다.

이러한 이유로 요즘 의학계에서는 이비인후과와 내과가 협업하려는 움직임이 있습니다. 내과와 이비인후과의 공동학회는 'one airway one disease'를 슬로건으로 내세우고 있습니다. airway는 기도(氣道), disease는 병이라서 '하나의 기도, 하나의 병'이라는 의미입니다.

코에서 성대(聲帶)까지는 상기도(上氣道, 기도에서 기관지, 후두, 인두, 코안이 있는 부위)로 이비인후과의 영역이고, 그 아래 하기도(下氣道, 인후, 기관, 기관지, 허파를 포함하는 호흡기를 이르는 말)는 내과의 영역이지만 상기도와 하기도는 환자의 몸속에서는 이어져 있습니다.

따라서 환자가 한 명인데 코와 기관지는 이비인후과, 다른 곳은 내과라고 따지기보다 서로 잘 연동해서 한 과에서 전체를 진찰하는 방향으로 가고 있다고 보면 됩니다.

내과를 시작으로 증상에 따라서는 이비인후과로 가거나 이비인후과로 시작해서 증상에 따라 내과로 가기도 합니다. 각 의사가 서로 연락해 전반적으로 진찰받을 수 있다면 환자에게 믿음직한 주치의가 될 것입니다.

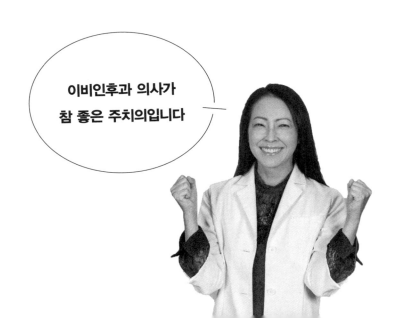

이비인후과 의사가
참 좋은 주치의입니다

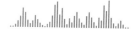

이비인후과에서는
이런 치료를 한다

여러분의 이런 증상에 대응한다

이비인후과에 거의 가본 적 없는 사람은 처음엔 주저하게 됩니다. 하지만 다음 증상이 있을 때는 주저하지 말고 무조건 가세요.

귀의 증상

이명이 있다, 잘 들리지 않는다, 귀가 막힌 것 같다, 귀에서 진물이 난다, 귀가 아프다, 귀가 가렵다, 귀지가 신경 쓰인다, 어지럽다, 안면신경마비, 물이 나온다, 안에서 냄새가 난다 등

코의 증상

콧물이 난다, 코가 막혔다, 재채기가 난다, 코가 가렵다, 코와

볼이 아프다, 코피가 난다, 냄새를 맡을 수 없다, 코에서 냄새가 난다, 코를 부딪쳤다, 콧물이 목으로 넘어간다, 두통이 있다 등

목과 입안의 증상

목이 아프다, 기침이 나온다, 목이 막힌 것 같고 뭔가가 있는 것 같다, 입이 마른다, 목소리가 갈라진다, 목소리가 나오지 않는다, 뾰루지가 났다, 응어리가 있다, 혀가 아프다, 맛이 느껴지지 않는다, 삼키기 어렵다, 구내염, 턱이 딱딱거린다, 턱관절이 아프다, 노란색 가래나 피가 섞인 가래가 나온다 등

귀의 고민은 다양합니다.

이명, 난청, 어지럼증만이 아닙니다. 이폐감(耳閉感, 귀가 막힌 듯한 느낌), 가려움, 귀지가 많다, 보청기가 맞지 않는다, 귀털이 길다, 소리에 과민 반응을 한다 등 귓병의 대부분은 '조기 발견'하면 제어할 수 있습니다.

누구라도 귀의 이상을 방치하면 귀의 기능이 쇠퇴합니다. 조금이나마 이상을 느낀다면 고민하지 말고 곧장 이비인후과로 가세요. 귓병에는 유전도 있고 습관이나 피로로 인한 것도 있으며 감염성인 것도 있는 등 참 다양합니다. 원인이 뭐든 **장기간 방치하면 잘 낫지 않는 경우가 대부분**입니다.

방치하면 나을 병도 낫지 않습니다. 지금 당장 이비인후과로

뛰어가세요.

    이비인후과에서 하는 청력 검사도 상당히 발전했습니다. 난청이라면 뇌의 CT(컴퓨터 단층촬영)와 MRI(자기공명영상) 검사를 합니다. 모두 영상 진단으로 귀와 관련된 상당히 자세한 정보를 알 수 있습니다.

    CT는 검사 시간이 5분 정도로 짧고 경도 피폭은 있지만, 비용이 싸기 때문에 부담 없이 받을 수 있습니다. **전음성 난청 외에도 귀나 코의 다양한 질병을 알 수 있습니다.**

    MRI 검사는 40분 정도 걸리지만, 상인두(上咽頭) 종양이나 청신경(聽神經) 종양 등도 알 수 있습니다.

    필자의 환자 중 난청이 급속도로 진행된 사람이 있었습니다. 본인은 '괜찮다'고 했지만, 분명히 진행 속도가 빨랐습니다. 간곡히 부탁해서 큰 병원에서 '헬리컬CT'라는 것을 찍었습니다. 그랬더니 미약한 뇌내 출혈이 보였습니다. 검사 결과를 보고 바로 입원했습니다. 이처럼 난청을 통해 큰 병이 발견되는 경우도 드물지 않습니다.

    그 외에도 가능한 검사는 많습니다.
    이명을 조사하는 '이명 검사'도 있습니다. 필자의 병원에서는 고막의 움직임을 보는 '고막운동도검사(Tympanometry)'나 자신의 중심 요동을 보는 어지럼증 검사인 '평형기능검사(Stabilometry)'를 하고 있습니다.

청력 검사는 2종류

175쪽의 그림에서 보듯이 소리가 전달되는 루트가 2종류가 있고 청력(소리를 듣는 힘)에도 2종류가 있습니다.

기도(고막과 이소골의 진동으로 속귀에 전달된다)로 전달되는 청력은 기도 청력(氣導聽力), 골도(두개골의 진동이 직접 속귀로 전달된다)로 전달되는 청력은 골도 청력(骨導聽力)이라고 합니다. 검사에서는 기도와 골도의 양쪽에서 어디까지 들리는지 알아봅니다.

또 좌우의 귀에서 기도 청력과 골도 청력에 차이가 있는 경우도 있습니다. **따라서 청력 검사에서는 좌우 각각의 기도 청력과 골도 청력, 총 4가지를 측정합니다.**

기도 청력(오른쪽 귀, 왼쪽 귀)

기도 청력은 고막과 이소골의 청력을 알아봅니다. 기도 청력 검사에는 헤드폰을 사용합니다.

골도 청력(오른쪽 귀, 왼쪽 귀)

골도 청력은 청신경의 능력 그 자체를 알아봅니다. 귀 뒤쪽의 딱딱한 뼈(두개골의 일부로 가장 귀에 가까운 뼈를 꼭지돌기라고 부릅니다)에 리시버를 대고 측정합니다.

이 4개를 모두 측정하면 오른쪽 귀와 왼쪽 위 각각 기도와 골도로 어디까지 들리는지, 들리지 않는 원인은 무엇인지 알 수 있습니다.

'기도 청력'과 '골도 청력'에 차이가 있을수록 전음성 난청

건강한 귀라면 '기도 청력 = 골도 청력'입니다. 그런데 난청이 되면 '기도 청력 = 골도 청력'이 성립되지 않습니다. 각 청력에 차이가 발생합니다.

전음성 난청이 되면 기도로 전달되는 소리가 속귀에 도달할 때까지 조금씩 감퇴합니다.

한편 골도 쪽은 거의 감퇴하지 않습니다.

이 차이는 '기골도차(Air Bone Gap, ABG)'라고 합니다. Air[기(氣)]와 Bone[골(骨)]의 차이라는 뜻입니다. '기골도차'가

클수록 중증 전음성 난청입니다.

약간 전문적인 내용이지만, 이렇게 **난청을 세밀히 알아볼수록 유지 회복을 위해 효과적인 수단을 선택할 수 있습니다.**

여기서부터는 약간 어려운 이야기라서 읽기 싫은 분은 건너뛰어도 됩니다.

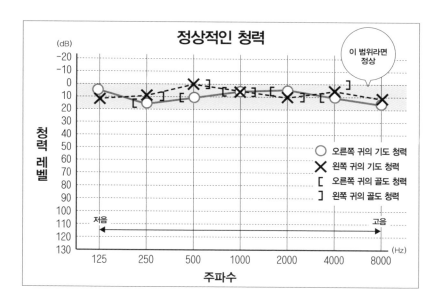

위의 청력 검사 결과 그래프를 살펴봅시다.

가로축은 '주파수(소리의 높이. Hz=헤르츠)'로 왼쪽에서 오른쪽으로 갈수록 고음입니다.

세로축은 '청력 레벨(소리의 크기. dB=데시벨)'로 0데시벨은 잘 들리는 값입니다. 숫자가 커질수록 '큰 소리가 아니면 잘 들리지 않습니다.' 그래프의 아래쪽일수록 귀가 나쁘다는 의미입니다.

동그라미가 선으로 이어져 있는 것은 '오른쪽 귀의 기도 청력'이며 ×가 선으로 연결된 것은 '왼쪽 귀의 기도 청력'입니다. [자를 좌우로 반전한 것 같은 기호는 '오른쪽 귀의 골도 청력'이고 [자 모양 기호는 '왼쪽 귀의 골도 청력'입니다.

약 20데시벨 이내라면 청력은 거의 정상입니다. 정상적인 청력은 앞 페이지의 그래프와 같습니다.

아래의 그래프는 101쪽에서 소개한 B씨의 청력 변화입니다.

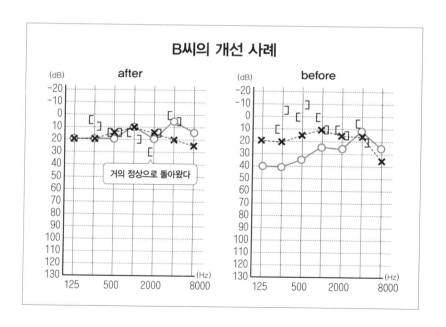

B씨의 개선 사례

상당히 낮았던 오른쪽 귀의 기도 청력이 왼쪽 귀와 동일한 정도까지 좋아졌고 전체적으로 거의 정상 범위 안에 들어가 있습니다.

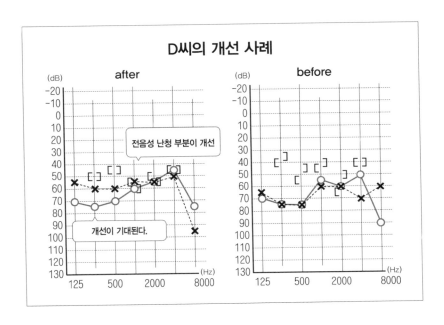

이것은 103쪽에서 소개한 D씨의 청력 변화입니다. 상당히 있었던 '기도 청력'과 '골도 청력'의 차이가 작아졌습니다. '기골도차'가 아직 있어서 좀더 개선이 기대됩니다.

다음은 고령의 남성 E씨의 사례입니다(87세). '하품귀 공기빼기법'을 11개월 동안 계속했습니다. 오른쪽이 10데시벨, 왼쪽이 4데시벨 개선되었습니다.

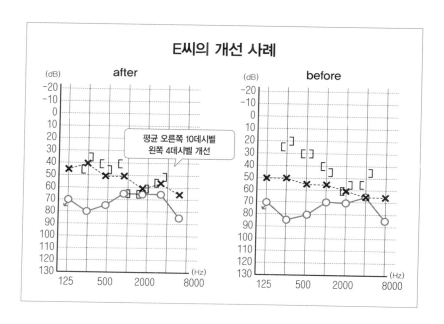

E씨의 개선 사례

평균 오른쪽 10데시벨
왼쪽 4데시벨 개선

고령자는 아무래도 시간이 걸리지만 성실하게 계속하면 이 정도의 변화가 있습니다.

다음은 72세 여성 F씨입니다. 4개월 동안 좌우 모두 3데시벨 개선되었습니다. '기도 청력'과 '골도 청력' 차이가 작아졌습니다.

다음은 72세 여성 G씨입니다. 반년 만에 오른쪽이 3데시벨, 왼쪽이 4데시벨 개선되었으며, '기도 청력'과 '골도 청력'의 차이가 작아졌습니다. 상당히 선명하게 들리게 되었습니다.

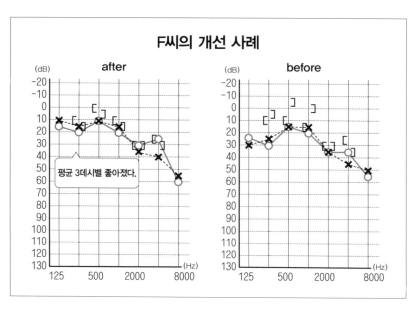

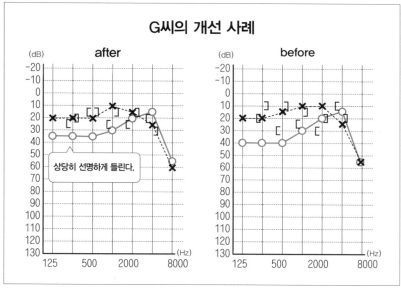

필자의 좌우명은
첫 번째도 문진, 두 번째도 문진

충분한 '문진'과 난청의 원인 찾기

솔직히 말하겠습니다.

이비인후과라는 곳은 원래 보험 수가가 낮아서 많은 환자를 잇달아 봐야지만 병원 경영이 유지되는 진료과입니다. 그래서 환자 한 명당 진료 시간을 길게 잡지 않고 무조건 많은 환자를 보려 해 대기실에 사람들이 넘쳐나는 이비인후과가 많습니다.

하지만 그렇지 않은 이비인후과도 늘고 있습니다. 필자도 가능한 한 환자 1명당 진찰 시간을 충분히 가지고 **귀, 코, 목만이 아니라 전신에 신경을 쓰는 '주치의'가 되고 싶다**고 생각해 진찰을 계속하고 있습니다.

환자가 난청이라면 '왜 그렇게 되었나'라는 원인을 철저하게 찾습니다. 귀는 감각기관(感覺器官)이므로 검사도 객관적인 데이터를 확보하기 어렵습니다. 들리는지 알아보는 검사도 환자 자신이 버튼을 누르므로 심전도나 채혈과 달리 객관성이 결여된다는 점이 있습니다.

환자 자신의 주관과 감각이 크기 때문에 필자는 특히 초진 때의 문진에 중점을 둡니다.

환자의 가족관계, 일, 취미 등 무엇이 있어서 언제부터 이런 난청의 조짐이 있었는지, 왜 그때는 방치했는지, 주변 사람들은 아무말도 하지 않았는지, 이와 관련된 배경이나 에피소드를 듣습니다.

문진을 길게 한다는 것은 경영 측면에서 보면 비효율적입니다. 하지만 문진에 시간을 들여서 환자에게 다가가는 것이 필자의 진료 방침입니다.

"잘 안 들린다는 걸 가장 처음 느낀 것이 언제였습니까?"
"그 전후로 병에 걸린 적이 있습니까?"
"청력 이상 없음이라는 건강검진을 한 적은 언제입니까?"
"이 기간 조금씩 진행했습니까?"
"스마트폰 음량을 크게 하기 시작한 건 언제쯤입니까?"

"모르겠습니다. 기억이 안 납니다"라는 답도 드물지 않습니다.

시간축을 기억하고 있지 않은 환자의 한마디 한마디에서 하나씩 원인을 찾아서 발견하는 것이 우리 의사들의 역할입니다. **이러한 경위가 치료 방침에 큰 영향을 미치기 때문**입니다.

"아침과 저녁, 언제 잘 안 들립니까?"
"피곤하면 잘 안 들립니까?"

가족에 대해서도 묻습니다.
"지금 가족과 함께 살고 있습니까?"
"남편분에게 '잘 안 들려?'라는 말을 들은 적이 있습니까?"

사실 **'가족이나 친한 사람이 어떻게 난청인 걸 알았느냐'는 아주 중요**합니다. 본인은 계속 그렇게 살아왔으므로 난청에 익숙해져 있지만 가까운 가족이 보청기를 원하는 경우도 꽤 됩니다. 전혀 다른 의견을 가진 경우도 많아서 적당한 시기를 봐서 한번 가족 이야기를 듣고 싶다는 취지도 전합니다.

어떨 때는 가정환경도 물어봅니다. 딱 봐서 귀가 엄청 지저분한 사람은 '귀 청소'를 하지 않는다는 것 외에 생활면에서 곤란함을 겪고 있을 가능성도 있습니다.

극단적인 사례지만 오래전부터 필자는 필리핀의 빈민가에

자원봉사를 다니고 있습니다. 그곳에 사는 사람들은 대부분은 100% 귓병을 앓습니다.

'귀 청소'를 태어나서 한 번도 한 적이 없어 귀지가 딱딱해져서 꽉 차 있기 때문입니다. 즉 귀를 보면 경제 수준을 포함해 환자의 생활과 상황을 대충 알 수 있습니다.

본인이 말하지 않아도 다른 것도 물어봅니다.

필자　　그동안 이명이나 어지럼증이 있었습니까?

환자　　가끔요. 하지만 생활이 곤란할 정도는 아니라서.

필자　　이명은 높은 소리인가요? 낮은 소리인가요?

환자　　으~음.

뭐가 높은음이고 낮은음인지 모르는 환자에게는 구체적으로 자세하게 설명합니다.

"큰 소리를 듣는 취미가 있습니까?"

"노래방에 가면 음치가 되나요?"

난청이 진행하면 외부의 소리와 자신의 소리에 차이가 생기기 때문에 음치가 되어 버립니다.

사실 문진을 하면서 약간 낮은 톤으로 말을 걸어보거나 일부러 높은 톤으로 이야기하거나 목소리의 크기도 바꿔가면서 '잘 들리지 않는 것은 높은 소리인지 낮은 소리인지' '어느 정도 음량이면 들리는지'도 감각적으로 측정합니다.

정말로 들리지 않는 사람은 화이트보드를 사용하면서 이야기하지만 그런 경우에는 가족과 와서 귀에 대고 대신 말을 해달라고 부탁을 하면서 화이트보드를 사용해 자세한 정보를 수집합니다.

환자와의 '잡담'으로 이런 것도 알 수 있다

이런 일도 있었습니다.

환자에게 "최근에 어떻습니까? 부인과는 사이가 좋습니까?" 하고 물었습니다. 그러자 "아내가 만드는 음식이 짭니다"라고 대답했습니다.

필자는 "정말요? 좀 만져 보겠습니다" 하고 말한 뒤 아무렇지도 않게 정강이의 뼈 위를 눌렀습니다.

10초 눌러서 움푹 파이면 '붓기'가 있는지 없는지 알 수 있습니다. 그런 사람은 붓기가 있고 혈압이 높을지도 모릅니다.

혈압이 올라가면 이명이 발생합니다. 이명에도 '끼잉~'이나 '고~' 등 다양합니다. '두근두근'하는 박동성 이명이라면 고혈압의 사인(Sign)입니다.

"지금 이명 없나요?"라고 물으면 본인도 그전까지 자각하고 있지 않았는데, 사실 있었던 경우가 있습니다.

이명의 자각도 고혈압의 자각도 없는 환자는 적지 않지만, 문진으로 필자는 그런 것도 다 찾아냅니다.

문진으로 치매를 의심한 적도 적지 않습니다.

아주 고집이 센 환자도 있었습니다.

물론 원래 고집이 센 사람도 있겠지만 대부분은 나이를 먹으면서 고집이 생긴 사람입니다.

귀가 들리지 않게 되어 고집이 세진 것은 '들리지 않는다'는 사실을 사람들에게 알리고 싶지 않아서입니다. 하지만 **이런 태도는 치매의 초기와도 아주 닮았습니다.**

치매의 초기 증상은 아침밥을 먹은 후인데 '아직 안 먹었다'고 말하거나 '아, 지금 어디에 있지?'라고 모르게 되거나 합니다.

이것은 '지남력 상실'이라고 합니다. 이 지남력(방향)이 이상해졌는지 아닌지도 문진으로 알아봅니다. "치매인지, 귀가 안 좋은 건지"를 틀리면 안됩니다(물론 치매로 귀가 나쁜 사람도 있습니다).

그러나 치매도 의심될 경우에는 뇌의 CT를 촬영하도록 설비가 있는 뇌 전문 병원을 소개합니다. 치매는 CT와 간단한 테스트로 발견할 수 있기 때문입니다.

뇌의 이상이 인정되면 귀 검사도 합니다. 귀 검사를 먼저하고 나서 뇌 검사를 받기도 합니다.

'대책'은 문진에서 알게 된 배경에 따라

문진을 기초로 대책을 생각합니다.

물론 난청을 개선하는 것이 가장 중요합니다. 사람들 대부분이 혼합성 난청으로 전음성 난청은 반드시 고치는 것을 목표로 합니다. 그렇다고 해서 100% 치유를 목표로 하는 것은 아닙니다. 20대의 청력으로 돌아갈 리도 없으므로, 의사소통이 가능하고 일상생활에 곤란함이 없는 정도로 하는 데 초점을 둡니다.

정년퇴직한 사람이 왔다고 합시다.

"옛날에 어떤 일을 했었습니까?"

"공사 현장에 있었습니다."

그 대답에서 오래 소음에 노출된 소음성 난청이라는 점을 추측할 수 있습니다.

안타깝게도 소음성 난청인 사람은 난청이 시작되고 상당히 시간이 지나서 병원으로 오면 거의 치유되지 않습니다. 귀의 신경 외상에 가깝기 때문입니다.

그런 경우에는 "고칠 수 있다. 함께 힘냅시다"라는 말을 할 수 없기 때문에 **"더이상 나빠지지 않도록 함께 해 봅시다"**라고 격려합니다.

라이프 스타일은 사람마다 다릅니다. 이명과 난청 리셋법의 셀프 케어 외에 필요에 따라 보청기를 권하기도 합니다.

필자의 초진 문진은 시간이 꽤 걸립니다. 20~30분은 당연해서 병원을 찾는 영업사원들은 '드문 외래'라며 놀랍니다.

필자는 난청 검사를 하기 전에 반드시 '귀 청소'를 합니다. **귀지 너머로는 검사를 해도 의미가 없기 때문**입니다.

'귀 청소'를 하면서 꽤 지저분한 사람은 '혼자 사나?' '생활이 곤란한가?'라고 생각합니다.

아니면 외이염(外耳炎)이 될 정도로 '귀 청소'를 너무 열심히 한 흔적이 있다면 짜증이 날 정도로 스트레스가 쌓여 있거나 갱년기 장애 등이 있을지도 모른다고 생각합니다. 실제로 외이염 등은 성격과 깊은 관계가 있습니다.

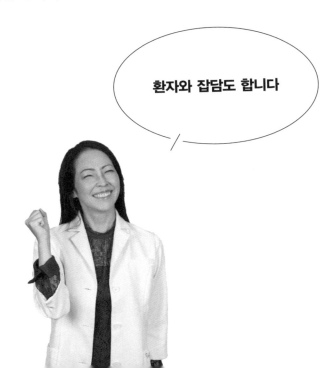

환자와 잡담도 합니다

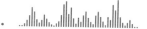

난청과 관련된
귀의 질환을 알자

증상이 비슷한 '이관 협착증'과 '이관 개방증'

'이관 협착증(耳管狹窄症)'은 이관(耳管)이 막혀 있거나 좁아지는 질환입니다. 이관이 좁아지면 고막이 붓거나 움푹 파이므로 고막을 보면 알 수 있습니다.

이관이 막혀 있으면 귀가 막힌 느낌(전철을 타고 터널로 들어갔을 때, 높은 산을 올랐을 때의 느낌)이 든다, 자신의 목소리가 울린다, 자신의 호흡 소리가 귀에 울린다 등과 같은 증상이 일어납니다. 감기, 알레르기성 비염, 부비강염, 인두염, 편도염 등으로 발생한 코와 목의 염증이 주요 원인입니다.

이관이 좁아지면 잘 들리지 않고 방치하면 난청이 진행합니다. 특히 음정이 애매해져서 음치가 됩니다.

이관 협착증은 드문 질환이 아닙니다.

참고로 비행기의 이착륙 시 귀가 아프거나 막힌 느낌이 남아 있거나 하는 것은 이관 협착이 원인으로 고막에 염증이 발생하면 '항공성 중이염(航空性中耳炎)'이라고도 합니다.

'이관 개방증(耳管開放症)'은 반대로 이관이 열린 채로 있는 질환입니다. 급격한 체중 감소, 임신, 컨디션 저조가 원인입니다. 또 코를 훌쩍이는 버릇이 있는 사람에게 많이 보입니다. 운동해서 땀을 흘리면 증상이 악화하기도 합니다. 단 '이관 협착증'과 달리 상당히 드문 질환입니다.

두 질환은 이관의 개폐 유무에 따른 질환으로 상태는 정반대지만, '이관 협착증'과 '이관 개방증'은 공통된 증상이 있습니다.

엘리베이터를 타거나 산이나 고원에 가거나 해서 귀가 막힌 느낌이 들었을 때 침을 삼키거나 하품을 하거나 하면 낫습니다. 그렇게 해서 나으면 정상이지만 이관 협착증이나 이관 개방증이 되면 이관이 제 기능을 발휘하지 못합니다.

이관 개방증도 이관 협착증도 환절기의 컨디션 불량과 감기를 계기로 발생하는 경우가 적지 않습니다.

개방증과 협착증의 판별은 의사도 어려워합니다. 어쨌든 청력 검사와 고막의 움직임을 조사하는 고막운동도 검사로 질환의 정도를 확인할 수 있습니다.

이관 협착증에는 원인인 코나 목의 염증에 대한 치료 등으로 대처합니다. 3개월 정도면 낫는 경우가 많지만, 만성 비염(慢性鼻炎)이 원인이라면 근본적인 질환을 치료하지 않으면 완치되지 않습니다.

이관 개방증의 치료는 증상에 맞춰 투약 등을 하지만 증상이 심하면 개선이 안 됩니다.

귀를 계속 사용하면 '청각 과민증'과 '내이 과민증'

귀를 계속 사용하면 '청각 과민증(聽覺過敏症)'이나 '내이 과민증(內耳過敏症)'이 될 위험성이 증가합니다.

'청각 과민증'이 되면 모든 소리가 시끄럽게 느껴집니다.

'내이 과민증'이 되면 다른 사람은 별로 신경 쓰지 않는 특정 소리 등에 대해 과민하게 반응하거나 불안감을 느낍니다.

뮤지션이나 사운드 엔지니어, 콜센터에서 일하는 사람은 소음성 난청이 되는 경우도 많지만, '내이 과민증'도 적지 않습니다.

소리를 느끼는 감각이 민감해져 뇌가 '듣고 싶은 소리'와 '그 외 소리'를 구별할 수 없게 됩니다. 그 결과 특정 소리를 필요 이상으로 들리고 보통 사람이 신경 쓰지 않는 소리를 신경씁니다. 특히 소리의 감성을 유지할 필요가 있는 사람이 걸리는 경우가 많아 1데시벨 소리 차이를 구분할 수 있게 됩니다.

'내이 과민증'의 증상이 일시적으로 난청을 일으키는 경우가 있습니다.

증상이 발현했는데도 계속해서 소리에 노출되면 악화와 만성화로 이어집니다.

'삼출성 중이염'에서 '수막염'으로

난청 증상이 발생하는 질환 중 하나로 '삼출성 중이염(滲出性中耳炎)'이 있습니다.

어린아이는 아데노이드(코 안쪽과 목 사이에 있는 림프 조직 덩어리)와 편도선이 비대해서 '이관 협착증'이 병발(倂發)하는 경우가 있습니다. 원인으로 고막 안쪽에 있는 중이강(中耳腔)에서 염증이 생겨 고막 안쪽에 림프액(삼출액)이 고이는 것이 '삼출성 중이염'입니다.

코를 훌쩍이다가 림프액에 병원균이 들어가면 면역력이 약한 사람의 경우 아주 드물게 '수막염(髓膜炎)'을 일으킵니다. 수막염은 뇌 주변을 덮고 있는 수막에 염증이 발생하는 질환입니다. 주요 원인은 세균과 바이러스 등의 병원체 침입입니다. 고막의 안쪽은 뇌와 연결되어 있어 수막염의 원인이 될 수 있는 중이염은 위험합니다.

고막에 구멍이 나는 만성 중이염(慢性中耳炎)인 상태에서 감염증에 걸리면, 특히 고령의 경우는 뇌로 가버려 방치하면 수막염이 될 위험성이 올라갑니다.

필자의 조부는 급성 중이염(急性中耳炎)에 걸렸는데, 전쟁 중에 항생제인 페니실린이 없어서 수막염으로 돌아가셨습니다. 귀는 뇌와 가까우므로 항생제가 없었던 시절에는 중이염에서도 상당한 확률로 사망을 하고 있었던 것입니다.

따라서 몸져누운 상태인 환자가 수막염을 의심할 수밖에 없는 상황일 때는 고막에 구멍을 뚫어 절개한 다음 안쪽의 삼출액을 꺼냅니다.

중이염도 무서운 질환입니다. **'아프지 않으면 중이염이 아니다'고 생각하는 것은 잘못된 생각입니다.** 삼출성 중이염도 통증이 없습니다.

그러므로 정기적으로 이비인후과에 가서 "어디 아픈 곳 없습니까?"라는 마음으로 진찰을 받는 것이 중요합니다.

알아두면 좋은
'약(藥)' '보청기(補聽器)'
'인공내이(人工內耳)'

난청에 주로 처방되는 메치코발, 아데포스 코와

메치코발, 아데포스 코와는 난청 신경을 부활시켜서 감음성 난청을 치유하는 약입니다.

메치코발은 ATP(아데노신3인산)를 유효 성분으로 하는 혈행 개선제입니다.

ATP에는 혈관 확장 작용 등이 있으므로 뇌혈관 등의 혈류 증가와 속귀의 혈관 확장을 기대할 수 있습니다. 대사부활약(代謝賦活藥)이라고도 하며 청각 신경만이 아니라 거의 모든 신경에 활력을 부여합니다.

가벼운 난청이라도 '보청기'는 사용하는 편이 좋다

보청기를 사용할지 말지 고민하는 사람도 있을 것입니다.

필자는 환자에게 이명과 난청 리셋법의 셀프 케어를 추천하지만 그렇다고 해서 보청기를 전혀 권하지 않는 건 아닙니다. 반대로 **증상으로 고민하는 사람에게는 조기에 보청기를 사용하라고 권합니다.**

가벼운 난청이라도 조기에 보청기를 사용하는 편이 좋습니다. 보청기를 착용하면 거부감이 있을지도 모릅니다. 젊었을 때 시작할수록 빨리 익숙해집니다. "최근 잘 안 들리네" 정도의 초기 증상이 발현되었을 때 시작하면 좋습니다.

가족들로부터 '안 들리니까 아빠와 얘기하는 게 싫다' 등등 이런 종류의 말을 들었다면 보청기를 이용합시다. 글자 그대로 '보조'하기 위해 장착하는 것입니다. **노안이 오면 가벼운 돋보기안경을 사용하기 시작하는 것과 같은 감각**입니다.

잘 안 들려서 일에 지장이 발생한다면 보청기를 하고 업무를 보는 편이 좋습니다. 회의 동안에만 장착하는 방법도 추천합니다. 집에 돌아가면 보청기를 벗고 셀프 케어를 하면 됩니다.

가장 싼 보청기를 한쪽만 하는 것도 좋습니다. 비싼 보청기를 양쪽 다 하는 것이 아니라 싼 보청기를 한쪽 귀부터 시작해 일과

가족과의 의사소통을 유지합니다.

하지만 보청기도 지나치지 않아야 합니다. 약한 보청기에서 시작해 필요할 때만 장착하는 것이 정답입니다. 돋보기안경도 가벼운 것부터 시작하니까요.

처음에는 보청기의 소리에 익숙해지지 않아 스트레스를 느끼는 사람도 있습니다. 하지만 포기하지 말고 보청기에서 들리는 소리에 집중하여 자신의 몸에 맞는 소리를 찾아가면서 잘 조정합니다. 난청 예방은 치매 예방으로 이어지므로 꼭 잘 활용하기를 바랍니다.

보청기는 GOOD, 집음기는 No GOOD

보청기를 사용했다고 해서 난청이 멈추지는 않습니다. 그러므로 필요할 때 사용하면 됩니다.

한편 통신판매 등에서 구입하는 저렴한 집음기(集音機)는 난청을 악화시킵니다. 집음기에는 큰 소리가 들어왔을 때 억제하는 컴프레서가 장착되어 있지 않기 때문입니다.

보청기와 집음기는 외관상 비슷합니다. 그러나 보청기는 약사법에서 정한 의료기기고 집음기는 그렇지 않습니다. 즉 집음기에는 제조 및 판매에 제약이 없으며 난청인 사람을 고려한 의학적 근거가 있는 기능이 탑재되어 있지 않습니다.

난청인 사람은 절대로 집음기를 사용해서는 안 됩니다.

난청이 있는 사람은 무료로 보청기를 받을 수 있다

보청기는 보험 적용되지 않아서 구매할 때 돈이 많이 듭니다. 단 난청이 장애로 인정받아 장애인 수첩을 받으면, '장애인종합지원법'에 따라 보조금을 받을 수 있어, 본인 부담금이 크게 경감됩니다.

'15조지정의'라는 말을 들어본 적이 있을 겁니다.

장애인 수첩을 신청하는 데 필요한 '신체장애인 진단서 및 의견서'를 작성할 수 있는 의사(신체장애인복지법 제15조의 규정에 의거한 지정 의사)를 말합니다.

고도 난청으로 인정되면 **이비인후과의 15조지정의에게 서류를 받아 보청기를 신청할 수 있습니다.** 꽤 번잡한 서류 작업이지만 필자도 신청서를 작성합니다.

그렇게 해서 사용할 수 있는 것은 무엇이든 사용하고, 조금이라도 '좋은 들림'을 손에 넣읍시다. 게다가 이명 및 난청 리셋법의

청각장애에는 1급이 없다?

장애 등급	장애 상태
2급	양쪽 귀의 청력 레벨이 각각 평균 100데시벨 이상(거의 들리지 않거나 전혀 들리지 않는다)
3급	양쪽 귀의 청력 레벨이 각각 평균 90데시벨 이상(귓바퀴에 접하지 않으면 큰 소리라도 들리지 않는다)
4급	양쪽 귀의 청력 레벨이 각각 평균 80데시벨 이상(귓바퀴에 접하지 않으면 들리지 않는다. 보통 말하는 소리를 양쪽 귀로 들었을 때 최고치라도 명료도가 평균 50% 이하)
6급	양쪽 귀의 청력 레벨이 각각 평균 70데시벨 이상(40㎝ 이상 거리의 대화가 들리지 않는다). 한쪽 귀의 청력 레벨이 평균 90데시벨 이상, 반대쪽이 평균 50데시벨 이상

셀프 케어로 개선 방향을 목표로 합시다.

거의 들리지 않거나 전혀 들리지 않으면 장애 2급으로 인정받습니다.

'1급'이 없어서 이상하겠지만 이비인후과의 장애인 인정에서는 2급까지뿐입니다.

눈의 장애에는 1급이 있는데, 귀에 없는 것은 '눈이 귀'보다 중요하다고 생각되어 난청이 경시되고 있기 때문이라고 필자로서는 크게 불만스럽게 생각하고 있습니다

2급과 3급은 '중도 난청(重度難聽)'이므로 중도 난청용 보청기가 지급됩니다. 60~70데시벨 정도가 들리도록 구성된 보청기입니다. 하지만 60~70데시벨 정도로는 일상생활에서 불편함이 해소되지는 않습니다. 따라서 보청기를 사용하면서 이명과 난청 리셋법을 성실히 실천해 의사소통을 할 수 있게 되는 것까지를 목표로 삼습니다.

난청이 진행 중인 사람이 4급입니다. 이상하지만 '5급'은 없습니다.

난청이 가벼운 사람은 6급입니다.

4급과 6급은 '고도 난청(高度難聽)'이지만, 아주 심플한 40데시벨 정도의 보청기를 받을 수 있습니다.

보청기를 잘 사용하는 방법

반복해서 말하지만, 보청기를 항상 착용하고 있을 필요는 없습니다.

특히 여름에 보청기를 계속 착용하고 있으면 귀에 습기가 차서 가려움증을 호소하는 환자 중 약 절반 정도가 외이염(外耳炎)으로 진행합니다.

보청기는 글자대로 '보조'하는 것이므로 어디까지나 주체는 귀입니다. 보청기로 부족한 부분을 채우세요.

보청기를 뺄 때는 조심하세요. 난폭하게 빼면 귀에 상처가 생길 수 있습니다. 고령일수록 난폭하게 빼는 경향이 있으므로 특히 주의하세요.

'인공내이'는 더 보급되어야 한다

청각장애 2급으로 보청기를 착용해도 효과가 없는 사람은 '인공내이(人工內耳=인공 와우)'를 검토해 보세요. 인공 와우(人工蝸牛)는 인공 장기(人工臟器)로 수술로 귀의 안쪽에 삽입하는 부분과 소리를 마이크로 잡아서 귀에 삽입하는 부분으로 보내는 체외부로 구성되어 있습니다. 이를 통과하면 기계적으로 합성된 소리가 들립니다.

필자가 신슈대학에 있을 무렵 신슈대학병원은 인공 와우 수술 분야에서 톱 클래스였습니다. 필자는 그곳에서 미국 유학을 지원받아 일본과 달리 매일 같이 인공 와우 수술을 하는 의료 현장을 직접 경험했습니다.

일본의 경우 예전에는 어린아이에게만 인공 와우 수술을 했지만, 지금은 아닙니다. **정부의 '고액요양비' 제도 등을 사용하면 본인부담 없이 수술**할 수 있으므로 성인도 어린이도 인공 와우를 좀더 많이 사용했으면 합니다.

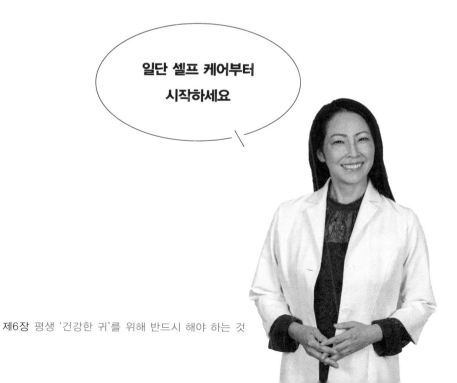

일단 셀프 케어부터
시작하세요

끝으로

'귀의 안티에이징'으로 인생의 안티에이징을 실현

드물게 90세를 넘겼는데도 훌륭한 청력 보유자를 만나기도 합니다. 틀림없이 귀를 소중히 여겨왔을 것입니다. 훌륭하다고 생각합니다.

'건강한 귀'는 어떤 재산보다도 소중한 보물입니다. 귀가 좋은 할아버지, 할머니를 가진 가족도 틀림없이 행복할 것입니다. 재산을 남기기보다도 마지막까지 건강한 귀로 즐겁게 사는 것이 가족도 기쁠 것입니다.

친구도 마찬가지입니다. 어느 한쪽이 들리지 않게 되어 예전처럼 대화할 수 없다면 참 쓸쓸할 것입니다.

이 책에서는 의학박사, 한의사 그리고 안티에이징에도 관련이 있는 의사의 시점에서 이런저런 이야기를 했습니다.

소중한 사람이 하루라도 오래 그 사람답게 살기를 바라며 그렇게 살기 위해 귀를 소중히 여겼으면 좋겠습니다.

난청이 시작된 사람도 이명과 난청 리셋법으로 귀의 안티에이징이 가능합니다. 귀가 건강해지면 힘들어하던 의사소통도 할 수 있게 되고 인생이 다시 즐거워집니다. 그야말로 인생의 안티에이징입니다.

난청으로 고민하는 사람은 절대 포기하지 마세요. 열심히 살았는데 마지막 몇십 년이 외롭다니, 너무 슬프잖아요.

지금까지 1만 명의 귀 고민을 해결하고 귀의 명의로 알려진 필자지만 필자 혼자의 노력으로 명의가 된 것이 아닙니다. 지금의 자리까지 오게 된 것은 모두 환자들 덕분입니다. **필자는 자신을 환자가 만든 귀의 명의**라고 생각하고 있습니다.

마지막으로 필자가 병원 이외의 곳에서 하는 활동을 소개합니다. 거기에서 만난 환자도 또한 의사로서의 필자를 성장할 수 있도록 도와주었습니다.

필리핀에서의 의료 자원봉사

필자는 2013년부터 8년 동안(코로나 팬데믹으로 중단될 때까지) '필리핀 의료를 지원하는 모임'에 자원봉사자로 참가하여 빈민가에서 의료자원봉사를 해왔습니다. 이틀간 150명이 넘는 환자를 진찰합니다.

급성 중이염, 외이염, 돌처럼 딱딱해진 귀지로 인한 고막천공, 알레르기성 비염, 천식, 갑상샘 종양, 상처나 벌레 물림을 방치한 결과 심각한 안면 외상, 손발톱이 벗겨져서 감염되어 부풀어 오른 손발 등 지참한 약은 순식간에 동이 났습니다.

하루 만에 가혹한 운명에서 구출되는 것도 아니라서 필자의 자원봉사가 무의미한 게 아닌가 하고 정신적으로 힘들었던 적도 있었습니다.

어느 날 3살 여자아이의 고막에 쓰레기가 박혀 있었습니다. 그 쓰레기를 제거하려고 하자 여자아이는 심한 통증과 공포로 귀를 누르며 큰 소리로 울었습니다.

그런 아이를 안고 있는 젊은 엄마는 "선생님, 그만 하세요"라고 말했습니다. 쓰레기를 남겨 두면 감염되어 수막염이 될 수 있습니다. 물론 생명이 위험해진다고 얘기를 해도 그 엄마는 얘기를 들으려고 하지 않았습니다. 무력감과 무기력감이 필자를 덮쳤습니다.

생각해 보면 필자는 자신을 뭐라고 생각한 걸까요. 몇 살까지 살면, 어떤 식으로 살면, 좋은 인생이라고 말할 수 있을까. 가령 인생이 짧아도 가족과 웃고 그럭저럭 살 수 있다면 그것으로 충분할지도 모릅니다. 필자가 하는 일에 의미가 없을지도 모릅니다.

"GOOD LUCK!"

필자는 그렇게 말하고 항생물질을 주고 물러나려 했습니다. 하지만 생각을 고쳤습니다. '이 아이는 다르다!'라고 생각했습니다.

'희망을 잃어버렸기 때문에 미래의 기회가 있는데도 손에 넣으려고 하지 않는다. 지금까지의 많은 절망감이 어머니를 그렇게 생각하도록 만들었다고 해도 평생에 한 번인 이 진료로 바뀔지도 모른다!'

필자는 그 엄마를 향해 소리쳤습니다.

"이 아이를 정말로 생각해서 말하는 겁니다! 믿어도 됩니다! 부탁이니까 병원에 가세요!"

그 엄마는 구급차에 탔습니다. 무섭지 않다는 걸 알고 얼굴을 편 아이를 안고 엄마는 구급차 안에서 "선생님, 고맙습니다!"라고 말했습니다.

저야말로 감사합니다. 구원을 받았습니다. 쓸데없는 사랑 따위가 아니고 쓸데없는 행위가 아니라고, 이해해 주셔서 감사합니다. 그런 의미를 담아 필자는 'Good Luck!'이라고 답했습니다.

자원봉사도 진료도 해 주는 것이 아니라 오히려 기회를 제공받은 것임을 실감했습니다.

상대방을 생각하고 전하는 사랑이 전달되는 타이밍이 맞는다면 서로의 인생을 바꾸는 큰 힘을 가진다고 계속 믿고 있습니다.

독자 여러분도 마찬가지입니다. 부디 이 책의 이명과 난청 리셋법으로 인생을 바꾸시길 바랍니다.

많은 사람의 귀의 고민을 해결하고 싶다

지역의 의사로 남고 싶은 필자는 왕진도 하고 있습니다. 사실 병원이 있는 가나가와현 요코하마시 중구에서 왕진하는 이비인후과 의사는 필자뿐입니다(이 책 집필 당시).

지역의 왕진(예정 외 왕진)은 1주일 1번 반드시 하고 있습니다.

또 병원 근처의 간이 숙소가 많은 거리에도 한 달에 1번 가고 있습니다. 거기에 숙박하고 있는 사람의 대부분이 '생활보호대상자'입니다. 생활이 팍팍해서 귀에 관한 일은 뒤로 미뤄 버립니다. 그래서 병원 점심시간에 돌고 있습니다.

노인 홈에도 3~4개월에 1번은 가서 귀를 진찰하고 귀를 청결하게 관리해 드립니다.

처음에는 다들 반신반의했지만, 조금씩 이명과 난청 리셋법에 익숙해졌고 즐거운 일상을 되찾았습니다.

진심으로 '주치의'가 되고 싶다면 병원에서 환자를 기다리기만 해서는 안 된다고 생각합니다. 필자는 왕진을 싫어하지 않는 의사로 계속 있고 싶습니다. 무엇보다도 환자와의 사이에 벽을 만들지 않으려고 노력합니다.

부디 여러분도 병원을 싫어하지 않았으면 하는 마음입니다. 그렇게 하기 위해서 이렇게 책을 쓰고 인터넷을 통해 알리고 책과 인터넷을 보지 않는 사람을 위해 TV에도 출연합니다. 또 TV를 보지 않는 사람을 위해 라디오에 나가는 등 다양한 방법을 통해 널리 알리려고 노력하고 있습니다.

자신의 몸을 직접 지키세요. 나다운 인생을 잘 살기 위해 몸과 귀의 케어를 부디 계속하세요.

이 책을 읽어 주셔서 감사합니다.

가족과 친구, 소중한 분들의 목소리와 행복이 항상 잘 전달되기를 바랍니다.

바샤미치 기무라이비인후과 클리닉

원장 기무라 시노부

1만 **명**의 **귀**에 생긴 문제를 해결한 의사가 가르쳐준다
이명과 난청 리셋법

1판 1쇄 발행 2024년 10월 10일

지은이 기무라 시노부
옮긴이 이은정, 이주관

발행인 최봉규
발행처 청홍(지상사)
출판등록 1999년 1월 27일 제2017-000074호
주소 서울특별시 용산구 효창원로64길 6 일진빌딩 2층
우편번호 04317
전화번호 02)3453-6111 **팩시밀리** 02)3452-1440
홈페이지 www.cheonghong.com
이메일 c0583@naver.com

한국어판 출판권 ⓒ 청홍(지상사), 2024
ISBN 979-11-91136-27-2 03510